歯科臨床のエキスパートを目指して　vol.I　コンベンショナル レストレーション

5
ブリッジとポンティック
Bridgework & Pontic

監　修　山﨑長郎
編　集　土屋賢司　大河雅之

医歯薬出版株式会社

This book was originally published in Japanese
under the title of:

SHIKARINSHŌ-NO EKISUPĀTO-O MEZASHITE — KONBENSHONARU RESUTORĒSHON: 5 BURIJJI-TO PONTIKKU
(Going for becoming an expert on dental practice — Conventional Restoration: 5 Bridgework and Pontic)

Editors:
YAMAZAKI, Masao
  Harajuku Dental Office
TSUCHIYA, Kenji
  Tsuchiya Dental Clinic & Works
OKAWA, Masayuki
  Daikanyama-adoresu Dental Clinic

© 2004 1st ed.

ISHIYAKU PUBLISHERS, INC.
  7-10, Honkomagome 1 chome, Bunkyo-ku,
  Tokyo 113-8612, Japan

「歯科臨床のエキスパートを目指して──Vol. I コンベンショナルレストレーション」著者一覧

5　ブリッジとポンティック

・植松厚夫　　**UEMATSU Atsuo**
　　　　　〒222-0012　神奈川県横浜市港北区富士塚 1-1-9　アリマメディカビル 2 階　植松歯科医院

・大河雅之　　**OKAWA Masayuki**
　　　　　〒150-0034　東京都渋谷区代官山町 17-1　代官山アドレス ザ・タワー 301　代官山アドレス歯科クリニック

・菊田大士　　**KIKUTA Daishi**
　　　　　〒238-8580　神奈川県横須賀市稲岡町 82　神奈川歯科大学歯科補綴学講座講師

・北原信也　　**KITAHARA Nobuya**
　　　　　〒104-0061　東京都中央区銀座 3-5-7　銀座マツザワビル 4 階　ノブデンタルオフィス

・貞光謙一郎　**SADAMITSU Kenichiro**
　　　　　〒631-0016　奈良市学園朝日町 2-3　貞光ビル 102　貞光歯科医院

・茂野啓示　　**SHIGENO Keiji**
　　　　　〒603-8053　京都市北区北山通り　府立資料館前中西館 3 階　北山茂野歯科医院

・高橋　健　　**TAKAHASHI Ken**
　　　　　〒213-0011　神奈川県川崎市高津区溝口 1-8-11　エストレリータⅢ 502　Smile Exchange

・土屋賢司　　**TSUCHIYA Kenji**
　　　　　〒102-0093　東京都千代田区平河町 1-4-12　KDX 平河町ビル 1 階　土屋歯科クリニック＆works

・豊田　實　　**TOYODA Minoru**
　　　　　〒238-8580　神奈川県横須賀市稲岡町 82　神奈川歯科大学歯科補綴学講座教授

・日高豊彦　　**HIDAKA Toyohiko**
　　　　　〒212-0027　神奈川県川崎市幸区新塚越 201　ルリエ新川崎 3 階　日高歯科クリニック

・山﨑長郎　　**YAMAZAKI Masao**
　　　　　〒150-0002　東京都渋谷区渋谷 2-1-12　パシフィックスクエア宮益坂上 4 階　原宿デンタルオフィス

（五十音順）

監修者の序
—コンベンショナルレストレーション発刊にあたって

　歯冠修復治療の目的は，この数十年変わることはなかった．おそらく，これからの数十年も変わることはないと思われる．すなわち，失われた，ないしは低下した機能と審美性を回復すること，そして，残存組織の保全を図るということは，歯冠修復治療の目的として変わることはないだろう．しかし，その目的を達成する技術，材料はもちろんのこと，治療技術を選択し，治療を確実にするための診査・診断の基本は，この十年で激変したといってよい．それは，歯冠修復治療そのものの進歩でもあるし，歯周治療，齲蝕，接着，マイクロスコープの導入などの周辺分野の進歩が歯冠修復治療の効果を向上させたという面もある．

　さて，歯冠修復治療における"激変"とは具体的に何かといえば，第一にあげるべきは1980年代においてわが国においても大きな話題となった「歯周補綴」の治療成績を向上させる際に検討が加えられた歯冠修復物と歯周組織との生物学的な関係が明確になったことである．このことは，歯冠修復治療の現代的な方法としてのインプラントに反映されることになり一層研究が集中的に進展し，その関係性は今ではかなり明確になったといえるだろう．つまり，これまでのように歯を対象とする場合でも，インプラントを対象とする歯冠修復治療においても，歯周組織の保全を図るうえでの基準を得ること，すなわち診査・診断を行うことができるようになったのである．また，このことにより，歯冠修復物を取り巻く軟組織の処置を確定的に行うことが可能となり，歯だけではなく歯周組織も含めた審美性の獲得を計画的に行うことができるようになった．

　次にあげるべきは，カリオロジーに基づく診査・診断とカリエスコントロール，そして接着による歯質保存可能性の拡大である．

　この二つの例にもみられるように，歯冠修復治療の目的は変化していないし，当面，変化することも考えられない．しかし，歯冠修復治療は，そのための診査・診断の基本を確立し，それに基づく治療術式を体系化している．その意味で，基本的な歯冠修復治療という意味での「コンベンショナルレストレーション」は，20世紀から21世紀にかけて大きく進歩した．

　今回刊行された第1巻から第5巻までは，コンベンショナルレストレーションの内容を横断的に整理したものである．是非ご一読いただきたい．

2004年6月
SJCDインターナショナル会長　山﨑長郎

序

　インプラントが普及しつつあるとはいえ，少数歯欠損への対処法としては，ブリッジによる修復が一般的である．クラウンを用いた修復は，長年の臨床実績のうえに近年，材料学的にはもちろん，生物学的および審美的に大きな飛躍を遂げているが，その影響はブリッジにも確実に及んでいる．

　ブリッジを用いた修復治療では，とくにここ数年，ポンティックに関する考え方が大きく変わった．ポンティックとそれに隣接する支台歯との歯冠形態の調和を前提に，歯肉縁レベルの自然な連続性を重視するポンティック形態が今日の主流となっている．オベイトポンティックと呼称されるポンティックである．これにより，ブリッジによる修復の審美性が格段に向上すると同時に，メインテナンスの側面においても良好な結果が得られることが確認されている．

　オベイトポンティックは，基底面にオベイト（ovate；卵型）の形態を付与するポンティックだが，単に基底面の形態を卵型にするポンティックの製作法を意味するわけではない．このような処置が可能であるかどうかの欠損部歯槽堤の診査・診断に始まり，必要に応じて行う歯槽堤増大処置法の選択，そして，もっとも重要なのが，プロビジョナルレストレーションのステージにおいて，ポンティックと周囲組織の関係をつぶさに観察，評価することである．さらには印象採得の方法，作業用模型の製作法・後処理など，一連のプロセスをきちんと踏んだうえで，最終的なブリッジの設計に至る．つまり，プロビジョナルレストレーションのプロセスこそが，最終的なオベイトポンティック形態を決定し，その後のメインテナンスの確実性を高めるのである．

　もう一つブリッジにおいて特筆すべきことは，これまで商品化されては消えていったオールセラミックスブリッジが，前歯部や小臼歯部に限定されるものの，ようやく日常臨床に応用可能なシステムとなって登場してきたことである．編者らも症例を限定して臨床に用いているが，数年の経過観察に過ぎないものの，ブリッジとして十分な機能を維持している．これは，材料の品質が向上したことはもちろんだが，同時に，症例ごとの診査・診断の精度が高くなったことが大きく寄与しているようにも思われる．

　従来，歯冠修復治療では，「歯冠修復処置」に偏った，あるいはテクニカルな側面ばかりが語られることが多かったように思えるが，この10年で，診査・診断，そしてプロビジョナルレストレーションのプロセスに対する評価が重要視されるようになってきた．そのことがまた，歯冠修復治療におけるテクニカルな面の基準を明瞭にしたと言える．本巻を一読いただけるならば，その変化をご理解いただけると思う．

2004年6月
土屋賢司　大河雅之

歯科臨床のエキスパートを目指して

vol. I　コンベンショナル レストレーション

CONTENTS

Conventional Restoration **5** ブリッジとポンティック Bridgework & Pontic

監修＝山﨑長郎　　編集＝土屋賢司　　大河雅之

目次

08　1　マイクロサージェリー下の歯槽堤増大術とジルコニアフレームを用いたブリッジ
Edentulous ridge augmentation under microsurgery and bridge construction with zirconium framework
●山﨑長郎　YAMAZAKI Masao

欠損歯槽堤形態の分類とポンティック形態の要件
Classification of edentulous ridge forms and requirement of pontic forms

12　1　ブリッジの力学的考察とその設計
Dynamic discussion on bridgework and its design
●菊田大士　KIKUTA Daishi ／豊田　實　TOYODA Minoru

34　2　欠損歯槽堤形態の分類
Classification of edentulous ridge forms
●茂野啓示　SHIGENO Keiji

36　3　ポンティック形態の分類と歴史的変遷
Classification of pontic forms and historical changes
●茂野啓示　SHIGENO Keiji

オベイトポンティックの臨床　Clinical practice of ovate pontic

44　1　オベイトポンティックの臨床的有効性
Clinical efficacy of ovate pontic
●日高豊彦　HIDAKA Toyohiko ／高橋　健　TAKAHASHI Ken ／
貞光謙一郎　SADAMITSU Kenichiro

47　2　オベイトポンティックを成功させるための要件
Requirement for successful ovate pontic
●日高豊彦　HIDAKA Toyohiko ／高橋　健　TAKAHASHI Ken ／
貞光謙一郎　SADAMITSU Kenichiro

49　3　オベイトポンティックのための歯槽堤改善
Edentulous ridge improvement for ovate pontic
●日高豊彦　HIDAKA Toyohiko ／高橋　健　TAKAHASHI Ken ／
貞光謙一郎　SADAMITSU Kenichiro

イラストレーション＝神林光二／前川貴章／上村一樹／有）秋編集事務所
装丁・グラフィックデザイン＝梅村事務所

59	4	オベイトポンティックのプロビジョナルレストレーション Provisional restoration for ovate pontic ●大河雅之　OKAWA Masayuki
78	5	オベイトポンティックの印象と模型製作 Impression taking and stone cast fabrication for ovate pontic ●植松厚夫　UEMATSU Atsuo
84	6	ブリッジの試適とメインテナンス Bridgework trial insertion and maintenance ●北原信也　KITAHARA Nobuya

応用臨床例　Clinical applications

90	1	抜歯即時ならびに治癒後の歯槽堤とのコンビネーションオベイトポンティック症例 Ovate pontic case intended to combine the edentulous ridge immediate to tooth extraction and after healing ●山﨑長郎　YAMAZAKI Masao
93	2	Seibert Class Ⅱの歯槽堤に対するマイクロサージェリーを併用したオベイトポンティック Ovate design case where microsurgery was combined together on the edentulous ridge of Seibert's Class Ⅱ ●山﨑長郎　YAMAZAKI Masao
96	3	系統的な歯冠修復治療における適切な前処置の選択 Proper pretreatment choice and crown restorative therapy by systematic examination/diagnosis ●土屋賢司　TSUCHIYA Kenji

102	参考文献
105	索引

1 マイクロサージェリー下の歯槽堤増大術とジルコニアフレームを用いたブリッジ

Edentulous ridge augmentation under microsurgery and bridge construction with zirconium framework

本症例の患者は，機能，審美障害を主訴として全顎治療を希望して来院．③④⑤ブリッジを除去したところ，Seibert クラス II の歯槽堤の欠損が認められた．この欠損に対しては，隣在歯の歯肉レベルとの調和をはかるという観点から，マイクロサージェリーで結合組織移植を行うと同時に，ポンティック下の歯槽堤粘膜の形態を審美的，生理的形態とするためにプロビジョナルレストレーションの基底面形態を修正し，オベイトポンティックを製作することとした．処置後 2 カ月を経過した時点で，歯槽堤粘膜とポンティック基底面の形態との調和が得られたことを確認し，最終印象を採得した．

また，本症例では，審美性に対する患者の強い要望があり，ブリッジのフレームとしてはメタルを採用せずにジルコニアを用いた．

本症例のキーポイントは，歯肉レベルの整合性を得るためにマイクロサージェリーを用いた結合組織移植とオベイトポンティックによって軟組織の審美性の回復を得たこと，マテリアルセレクションにおいてジルコニアの 3 ユニットブリッジを選択し，審美的な補綴物としたことにある．

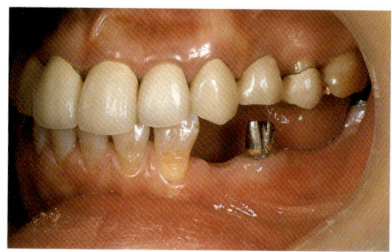
1-A

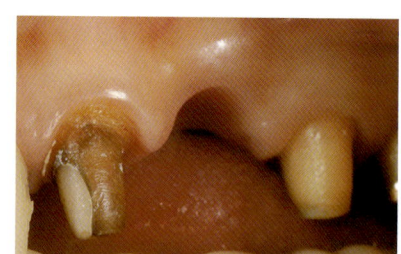
1-B

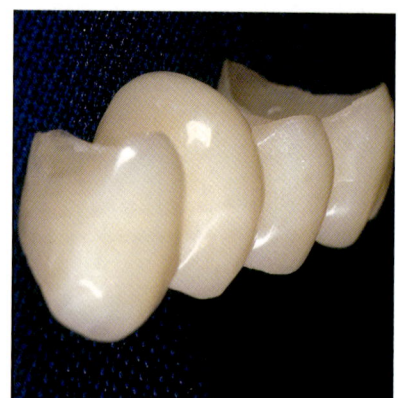
1-C

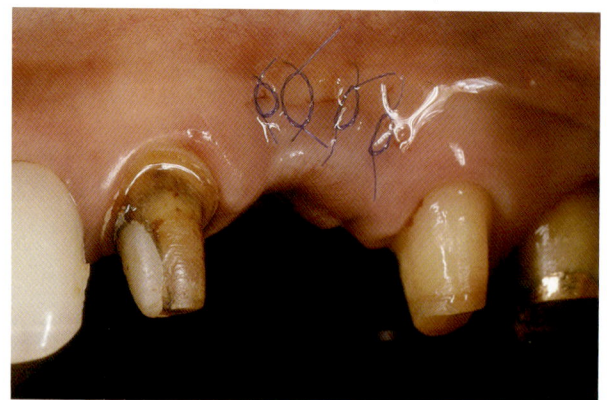
1-D

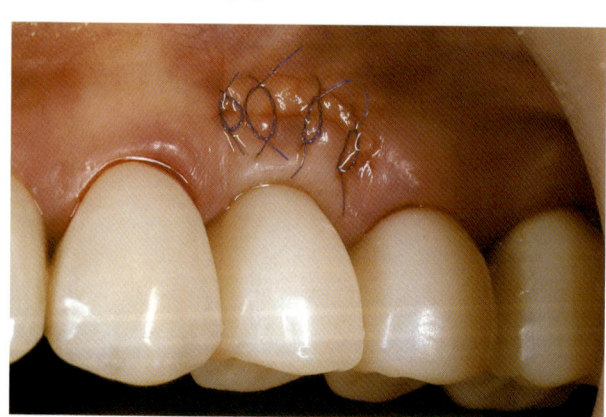
1-E

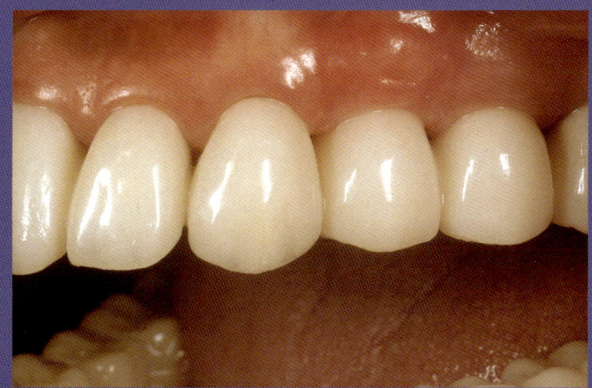

1-F

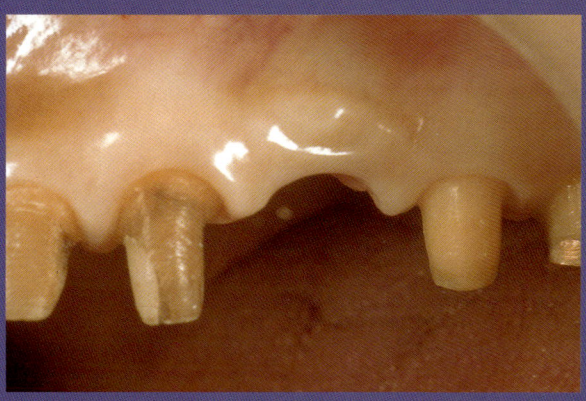

1-G

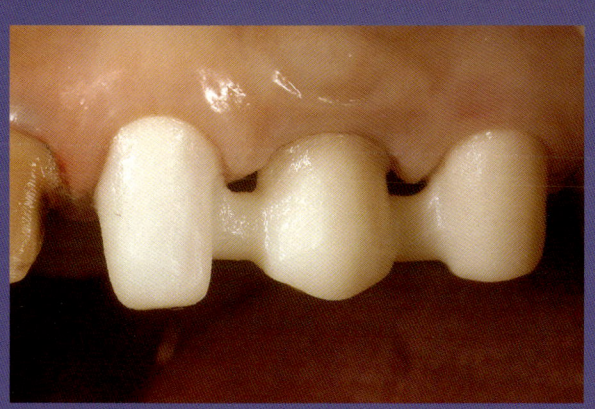

1-H

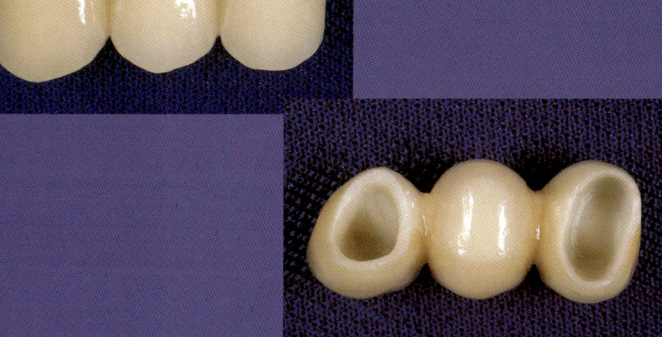

1-I

1-A　初診時の口腔内の状態．3|4|5 ブリッジの不適合と下顎の欠損が認められる

1-B　3|4|5 不適合ブリッジを撤去すると，|4 歯槽堤には著しい欠損が見られる

1-C　プロビジョナルレストレーションのポンティック基底面を卵円形に形態修正する（移植手術直後に装着）

1-D　マイクロサージェリーにより結合組織移植を行ったところ．縫合時

1-E　修正後装着されたプロビジョナルレストレーション

1-F　プロビジョナルレストレーション装着後1カ月経過時．歯肉レベルが修正された

1-G　最終印象前の支台歯形成の状態．〈B〉と比較をすると歯肉レベルは著しく改善なされている

1-H　ジルコニア製のフレームワークの試適時（3M エスペ社）

1-I　完成したジルコニアフレームのオールセラミックブリッジ．基底面はオベイト形態を呈している

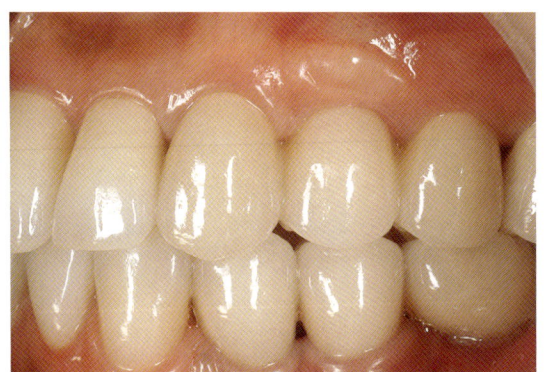

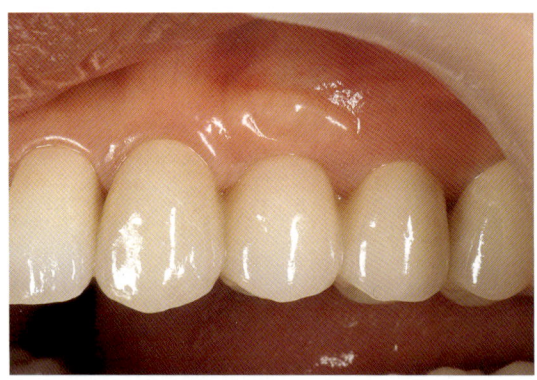

1-J ③④⑤ ブリッジ装着時の状態．歯冠修復物そのものはもちろん，歯冠修復物と歯肉との調和も獲得されている

1-K 初診時のデンタルX線写真．④部には残根が認められる

1-L 術後のX線写真

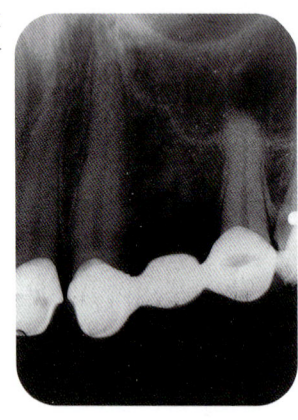 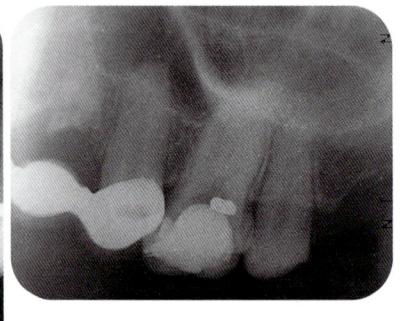

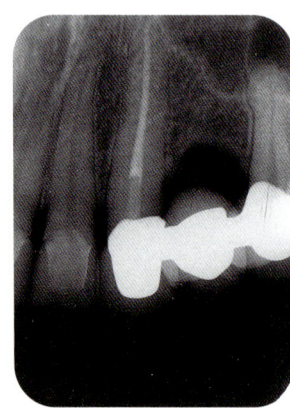 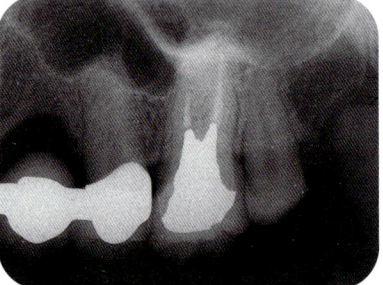

ブリッジとポンティック

1

欠損歯槽堤形態の分類と
ポンティック形態の要件

Classification of edentulous ridge forms and requirement of pontic forms

1 ブリッジの力学的考察とその設計
Dynamic discussion on bridgework and its design

1 力学的条件からみたブリッジ設計の基本方針──歯冠外形と咬合面の大きさ

　ブリッジの具備すべき要件は，①形態的要件，②機能的要件，③生物学的要件，④審美的要件，⑤力学的要件，⑥材料学的要件であるが，支台歯の保全と永続性を配慮しなければならないことを考えると，ブリッジでは特に，プラークリテンションや清掃性などを含めた生物学的な問題と，支台歯が欠損部を支持可能かどうかなどの力学的な問題が重要である．力学的な要件と生物学的およびその他の要件は本来分けることができないものだが，補綴学的には生物学的問題と力学的問題が単独で研究されてきた経緯がある．ここでは，歴史的概観の意味を兼ねて，特に力学的な側面から，支台歯とポンティックについてブリッジ設計の一助となるべく解説を加えることとする．

　ブリッジを力学的に捉えるには，ポンティックに対する咬合圧が主として支台歯に分散して支持されるため，負担を軽減させるという観点から考える必要がある．

　ポンティックを含めたブリッジ歯冠外形の大きさの変更は，前歯部では審美性を無視して縮小することは考えにくいが，臼歯部では支台歯への負担を軽減する目的で，ポンティックの頰舌的な大きさを天然歯の2/3程度に縮小するのがよいとされていた(Smith ら 1928)．また，咬合面については，古くは Ante により「ポンティック咬合面の頰舌径を1歯欠損で90％，2歯欠損で80％，3歯欠損で70％より大きくすべきではない」(Ante 1928)と記述され，また，ナソロジーは，「mutually protected occlusion では咬合面の頰舌径を歯冠の最大頰舌径の55％程度に狭める」

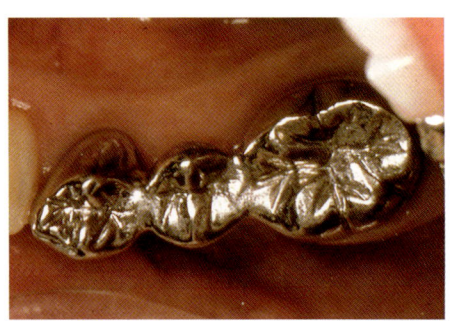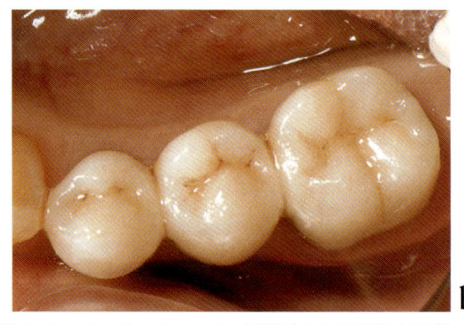

1-1 再修復処置にあたって，頰舌径を2/3程度に狭めていた⑤ポンティックの形態(a)を天然歯と近似した幅径，形態としている(b)．このような設計を行ううえでは，プロビジョナルレストレーションのステージで十分な評価を行うことが必須となる(資料提供：日高豊彦先生)

よう指示しており(保母 1968)，一般に咀嚼の場としての咬合面の縮小は，咬合接触点の面積や数の減少および展開角を緩くするなどの配慮とともに，支台歯の負担軽減のために有効であると考えられている．

しかし，このような歯冠頬舌径の縮小は，頬粘膜や舌の侵入，食片停滞や不潔域拡大などの咀嚼機能上のデメリットがあるうえ，縮小による負担軽減に明らかな裏付けも乏しいことから，積極的な歯槽堤増大術などを考慮に入れて，ハイジニックな条件や咬合の条件および審美的な条件などを含めた総合的な配慮のもとに，天然歯を模倣した形態・大きさが良いとする見解も少なくない(1-1)．このような処置は，プロビジョナルレストレーションによる評価を抜きに行うことはできない．

2 支台歯周囲組織の圧負担機構と圧負担能力の判定

(1) 圧負担機構

歯周組織は，歯肉，歯根膜，歯槽骨よりなり，このうち歯根膜には，歯に加わった咬合圧を緩和する組織構造として，歯根膜線維および血管網が備わっている．

歯根膜は，厚さ 0.15 ～ 0.38mm の線維性結合組織で，主線維が①歯槽頂線維，②水平線維，③斜走線維，④根尖部線維，⑤槽間線維から構成され，種々の咬合力に対して緩衝的に作用するよう走行している．また，Lenz によると歯根膜の循環系は，「歯髄からの血管，歯槽骨からの血管，歯肉からの血管がお互いに吻合し籠状をなして歯根を取り囲み，この籠状血管網が根尖方向に行くにしたがい太くなっていることで，咬合力に対して緩衝的な働きをしている」(Körber 1982)と述べられている(1-2)．しかし，高橋ら，Matsuo らは，血管鋳型標本を SEM 像によって観察した形態解剖学的研究から，「歯根膜の循環系は，歯根側に作られる毛細血管網と歯槽骨側に作られる細静脈網の 2 層構造をしており，外力が加わった際には歯槽骨側の細静脈網の血流が歯槽骨骨髄内のタンクの役割をしている太い静脈に流入する」(高橋ら 1991，Matsuo 2002)と結論づけている(1-3)．これらの違いは，試料作成時に歯槽骨を保存したかどうかによるもので，前者はすべて歯槽骨を取り除いた観察であり，後者は歯槽骨を温存したことにより分離可能となったものと考えられる．したがって，Lenz のいう根尖部の太い籠状血管網は，高橋らのいう歯槽骨骨髄内の細静脈網に該当し，外力が加わった際の圧力は，歯根膜細静脈網の血液が歯槽骨骨髄内の太い静脈に流入する際に生じる流体抵抗によって緩衝されていると考えられる．

これらの歯を取り巻く組織は，辺縁性歯周炎などで破壊され，これに引き続いて歯槽骨の破壊が生じることから，圧負担能力は，歯槽骨の吸収，プロービングによるアタッチメントロス，動揺度などを診査して総合的に判定する必要がある．

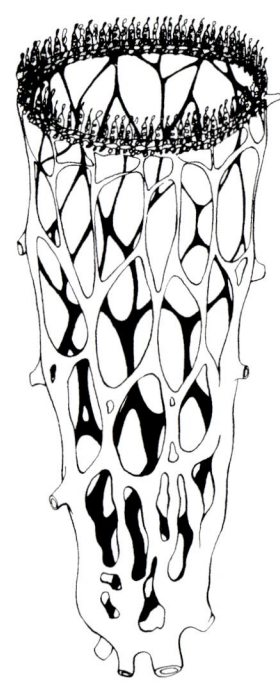

a 歯周組織の末梢血管系．血管網が籠状に歯根を覆っている(Körber K：ケルバーの補綴学(第1巻)．クインテッセンス出版，東京，1982．)

1-2 Lenz(a)と高橋(b)の歯周組織血管網の模式図

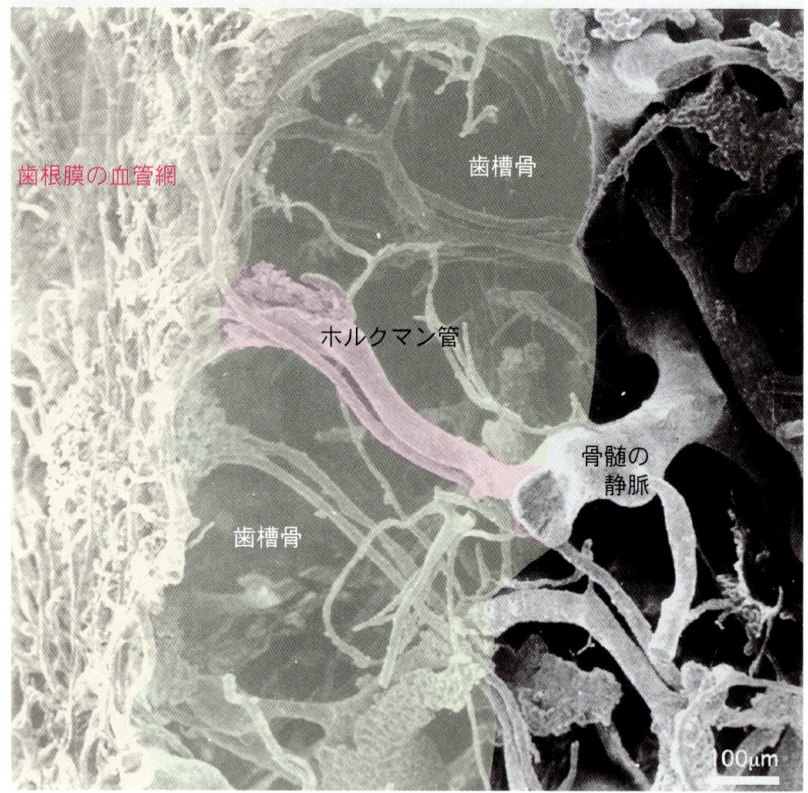

b 歯槽骨骨髄に存在する特殊な静脈網．ホルクマン管を通じて歯根膜の静脈と交通している．歯槽骨を溶解したSEM像(松尾雅斗先生のご好意による)

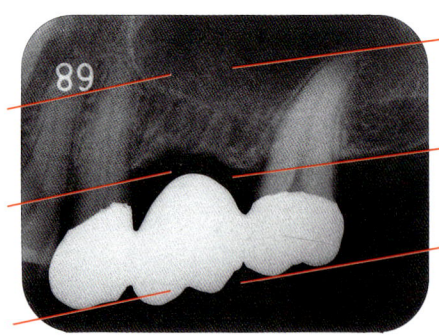

1-3 歯冠歯根長比が1：1となるように設計されたブリッジ

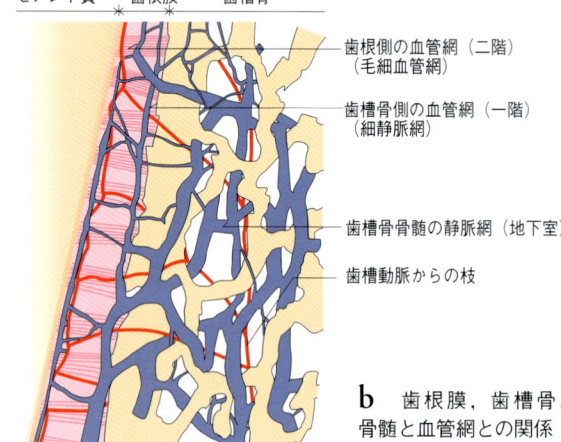

b 歯根膜，歯槽骨，骨髄と血管網との関係

(高橋和人ら：第6章　歯周病と咬合　基礎編　1　咬合性外傷と歯根膜の血管網．下野正基，飯島国好編集：治癒の病理　臨床編第2巻　歯周治療 変容する臨床像への対応．医歯薬出版，東京，1994，pp.314-320．)

（2）圧負担能力の判定

　①X線による評価項目

　i　歯槽骨の喪失

　歯槽骨の吸収は，支持組織の喪失となるため，支台歯としての負担能力を低下させる要因となる．また，歯冠歯根比は，正常な場合1：2とされる(Dykema 1962)が，ブリッジ支台歯の適応基準は，最低でも1：1は必要であるとされる(Shillingburgら 1997，Tylman 1989)．

ii 歯根膜腔の拡大と歯槽硬線

歯根膜腔の拡大は，外力に適応するための歯周組織の生体反応として，歯槽骨，歯根膜の改造現象を意味するが，歯根膜腔の拡大そのものは可逆的なもので，歯周組織の破壊がなければ原因除去により回復するため，歯の動揺などが生じていても適切に処置されれば支台歯として適用できる．

また，歯槽硬線は，歯根のソケットをなす歯槽骨の骨密度の高い部分がX線的に観察されるもので，炎症の波及や外力によって容易に消失するため，その観点により歯周組織の破壊を推測することができる．

iii 歯根吸収

歯根吸収は，歯槽骨の喪失と同様，支台歯の負担能力を低下させる要因となる．

②プロービングによるアタッチメントロスの評価

プロービングでは，歯肉溝の深さを計測するとともに，炎症の程度，炎症の進行状態などを把握することができるが，CEJから歯肉溝底までの距離を計測することで，アタッチメントロスを知ることができる．また，X線と併用しておおよその骨喪失量を推測することができるため，ともに圧負担能力を判定する一助となる．

③動揺度の評価

動揺度の増加は，歯周支持組織の減少，咬合力の増加，歯冠長の増加により生じると考えられるが，歯周組織が健全で過度な咬合力により生じる「一次性咬合性外傷」と，歯槽骨と付着の喪失がある歯に正常あるいは過度の咬合力が加わって生じる「二次性咬合性外傷」に分けられる．また，一般に一次性咬合性外傷では，咬合調整により歯に加わるジグリングを取り除くことで動揺は次第に収まる．また，二次性咬合性外傷の場合は，支持組織の喪失により圧負担能力そのものが低下していることから，支台歯の延長を考慮する必要がある．

しかし，実際の臨床では，これら一次性か二次性かの判別が難しいことも少なくないため，まずプラークコントロールにより細菌性因子を取り除きながら咬合の綿密な診査を行い，支持組織の破壊が進行しない適切な処置について，プロビジョナルレストレーションを通じて包括的にアプローチする手段を模索することとなる．

i. 動揺度の基準 (Miller 1950)
・動揺度0度： 生理的動揺度の範囲（〜 0.2mm）
・動揺度Ⅰ度： 唇舌方向にわずかな動揺（0.2 〜 1.0mm）
・動揺度Ⅱ度： 唇舌方向に中等度，わずかに近遠心的に動揺（1.0 〜 2.0mm）
・動揺度Ⅲ度： 歯は，唇舌・近遠心的方向に動揺し（2.0mm 〜），歯軸方向にも動揺

Table 1-1 Lindhe による動揺度の分類とガイドライン

―分類―
・Situation Ⅰ：歯槽骨の高さは正常で歯周靱帯の幅が拡大している歯の，増加した動揺
・Situation Ⅱ：歯周靱帯の幅が拡大し歯槽骨の高さが減少した歯における，増加した動揺がある場合
・Situation Ⅲ：歯槽骨の高さは減少しているが歯周靱帯の幅が正常な歯の，増加した動揺がある場合
・Situation Ⅳ：歯槽骨の高さが減少し歯周靱帯の幅が徐々に拡大した結果として生じる進行性の動揺がある場合
・Situation Ⅴ：スプリンティングしたにもかかわらず増加したブリッジの動揺がある場合

―処置―
・ⅠとⅡ：歯周靱帯の幅が増加したために起こる動揺に対して，咬合調整は効果的な療法である
・Ⅲ：歯槽骨の高さが減少した結果として生じる歯やブリッジの動揺の増加は，咬合が安定していて存在する動揺度が患者の咀嚼能力や快適さを妨げなければ，受け入れることができるし，スプリントを避けることができる
・Ⅳ：機能時に歯もしくは歯群が抜歯する力を生じるような，歯周組織の支持が非常に低下していて歯の動揺が進行性に増加している場合には，スプリントは適応症である
・Ⅴ：クロスアーチのブリッジやスプリントでの動揺は，咀嚼能力や快適さを妨げず進行性に増加しない場合には受け入れられる

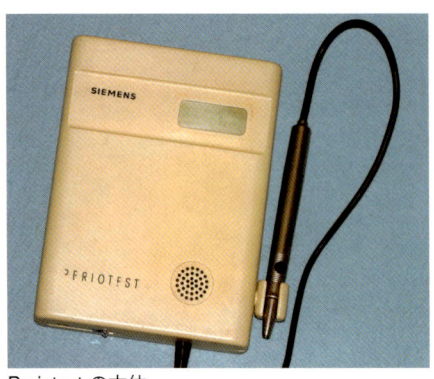
Periotest の本体

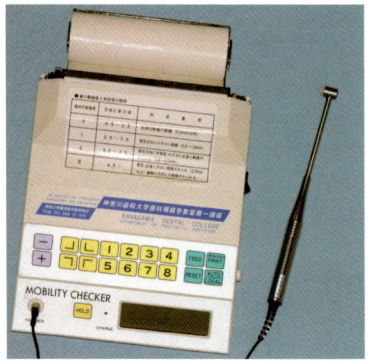
デンタル・モビリティー・チェッカー

1-4 歯の動揺度検査機器．Periotest(Schultew ら 1992)，デンタルモビリティー・チェッカー(Matsuo ら 1989)

ii. 動揺の分類

　Lindhe は，状況別に動揺を分類し処置法を示している(Table 1-1)．ここでは，特に，増加した動揺(increased mobility)と増加しつつある動揺(increasing mobility)の判別が重要である(Lindhe 1997)．

　歯の動揺のみで負担能力を判定することは難しいが，動揺度増加の原因除去と歯周組織の炎症性変化を改善し経時的な経過観察をすることに

より，評価の一助とすることができる．なお，動揺を経時的に観察する際には，客観的な検査が必要となるため，検査機器を用いることが有用である(1-4)．

3 所要支台歯数の判定

欠損歯数と支台歯数との関係を考えるときに，一般臨床では，Anteの法則(Ante 1926)や支台歯負担能力の係数(古谷野 2002)などを参考にして所要支台歯数の判定が行われており，ことにDuchangeの係数(Cauchie 1948)は，健康保険でもブリッジ適応の基準として(一部変更し)導入されている．

これらの判定にあたって，その基準と理論的背景について解説を加えるが，実際の臨床において重要なことは，患者個々で異なる条件に，不確定要素があり，またいわば平均値ともいえる法則を教条的に当てはめるのではなく，以下で述べる法則を参考にしたうえで，最終的にブリッジを装着する条件が整ったかどうか，また，その設計は妥当かどうかを事前に十分に検討しておくことが大切なのである．この段階がプロビジョナルレストレーションである．

(1) Anteの法則

歯は，歯根周囲のセメント質と固有歯槽骨とがシャーピー線維を介して連結されているため，セメント質の表面積が負担能力そのものを表しているという考えに基づき，ブリッジの設計にあたり「固定性ブリッジでは，支台歯のセメント質表面積は，リプレースされる歯のセメント質表面積と比較して等しいかあるいは大きくすべき」とするのがAnteの法則であり，負担能力判定の理論的背景ともなっている(1-5)．

また，Tylman(1978)は，支台歯の条件をあげてAnteの法則に修正を加えている(Table 1-2)．

(2) 支台歯負担能力の係数

Duchangeは，Anteの法則に従い，各歯種別の歯根表面積から支持能力の係数を導き出し，この係数を用いてブリッジの支台歯に対する抵抗性の係数とポンティックに加わる疲労の係数との差を求め，ブリッジの適否を判定する方法を考案した．

$$R - (F + F.S)$$

R: Resistance 支台歯の抵抗の合計
F: Fatigue ポンティックの疲労の合計
F.S: Supplemental Fatigue 補足疲労

これが0以上となる場合を適応と判定する．なお，補足疲労とは，2歯欠損以上になる前歯の中間歯欠損ブリッジと遊離端ブリッジでは，支台歯に側方回転のモーメントが加わるため，ポンティックの疲労にこれを補う疲労係数を加算して支台歯の負担を軽減しようとするものである．

なお，歯根表面積の測定は，多くの研究者により行われており，負担

Table 1-2　Ante の法則の修正因子（Tylman 1978）

現存する条件	Ante の法則の修正
①歯周病による骨の喪失	①支持のために用いられる支台歯数の増加
②歯軸の近心傾斜や遠心傾斜	②支持のために用いられる支台歯数の増加
③欠損部の近遠心的幅径を減少させる支台歯の移動（歯体移動）	③支持のために用いられる支台歯数の減少（少ないセメント質周囲支持領域）
④咬合負担を増加させるような不利な対合歯列弓との関係（咬合）	④支持のために用いられる支台歯数の増加
⑤根切除を伴った根管処置された支台歯	⑤支持のために用いられる支台歯数の増加
⑥大きなてこ作用因子を生じるような歯列弓	⑥支持のために用いられる支台歯数の増加
⑦骨整形手術後の動揺	⑦支持のために用いられる支台歯数の増加（スプリント処置）

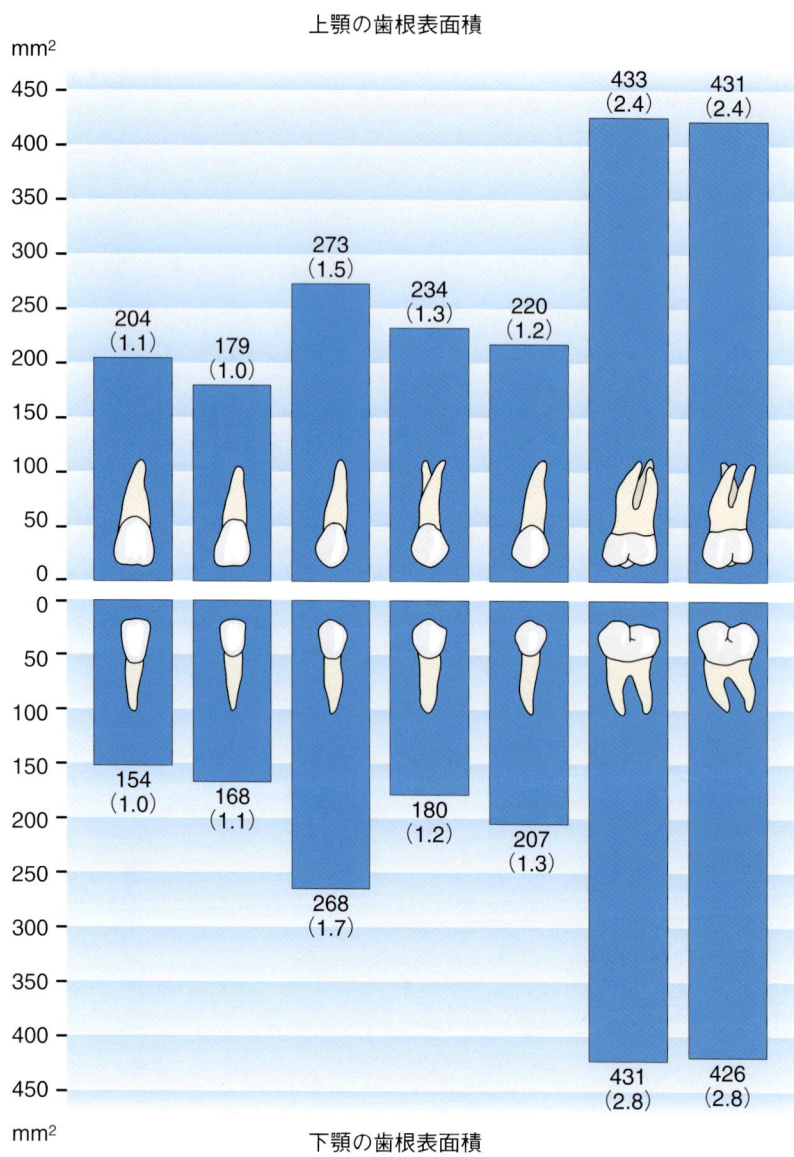

（Jepsen A: Root surface measurement and a method for X-ray determination of root surface area. Acta Odont Scandinavia, 21:35-46, 1963.）

1-5　Ante の法則
ブリッジの支台歯のセメント質表面積の合計は補綴される欠損歯のそれと同等あるいは大きくなければならない

能力の係数についても，Duchange の修正法（多和田 1974）や，Vest（1960）による歯根の数と形を加味して算出した係数，犬歯を重視して修正した係数（羽賀ら 1975）などがある（1-6）．多和田は，4 歯までの欠損を想定して，Duchange 法，Duchange 修正法，Vest 法と相互比較して，補足疲労をより実際に即して規定した改良法を提案している．各補足疲労につい

Table 1-3 補足疲労係数の比較

	補足疲労の与え方	その他の補正
Duchange	支台歯から 2 番目を補足疲労〈＋1〉，3 番目を〈＋2〉加算	
羽　賀	ポンティックの連結部から起算し，補足疲労〈＋1，＋2，＋3〉を加算	遊離端ブリッジの場合，〈×4〉
多和田	支台歯から 1 番目を補足疲労〈＋1〉，2 番目を〈＋2〉，3 番目を〈＋2〉加算	

（多和田泰一：改訂版「歯冠補綴架工義歯学」．永末書店，京都，1974．pp.572-582．）

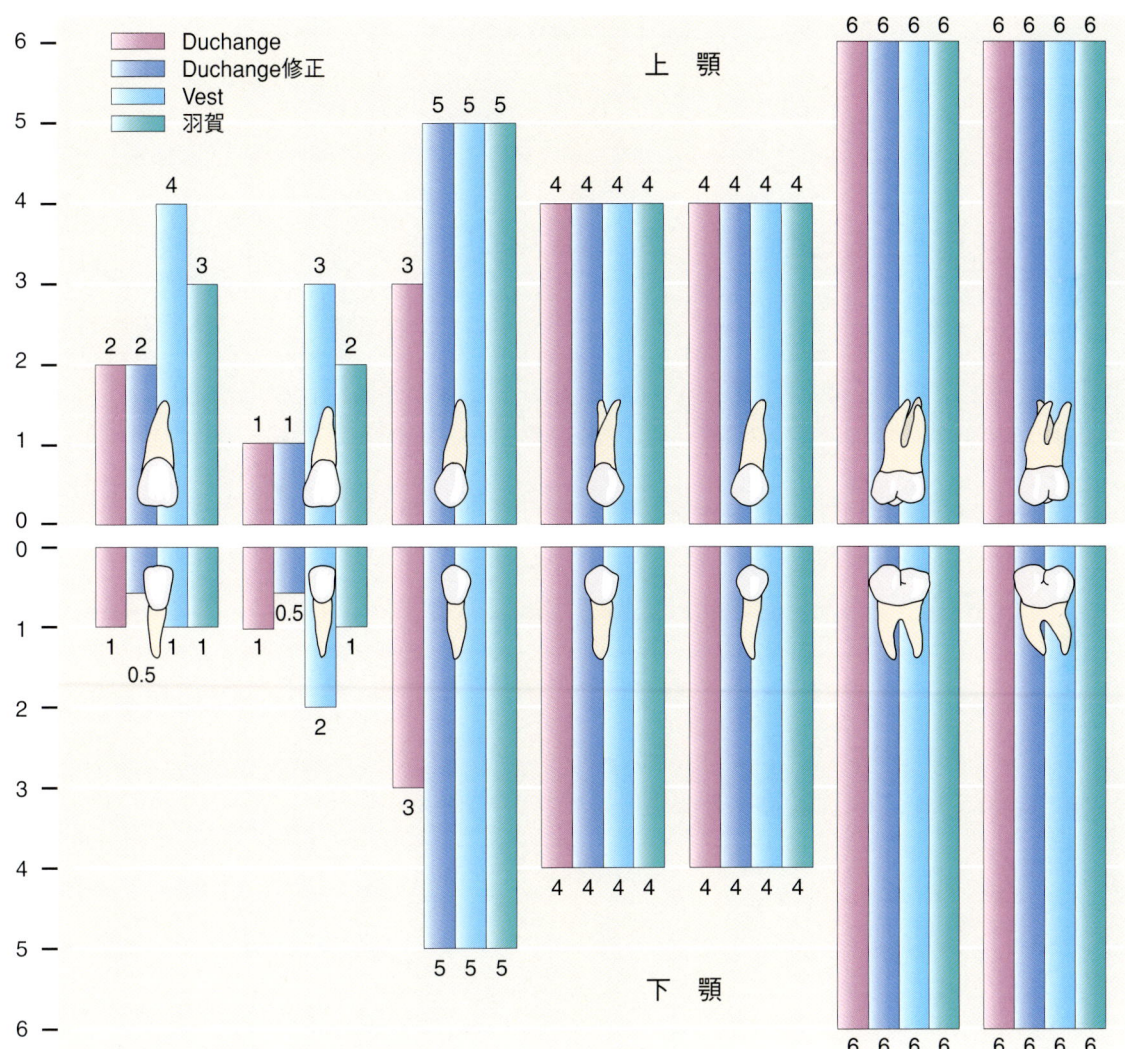

1-6 ブリッジ設計判定に用いられる歯種別係数の比較
Cauchie F: Manuel de Prothese Dentaire Dourante. G Doin & Cie, Paris, 1948, pp.191.
多和田泰一：改訂版「歯冠補綴架工義歯学」．永末書店，京都，1974．pp.572-582．
Vest G: Lehrbuch Der Zahnarztlichen Kronen und Bruckenprothetik. Band II Bruckenprothetik. Birkhauser Verlag, Basel, 1960, pp.101-102.
羽賀通夫，腰原 好，山中善男ら：永久歯歯根表面積の研究（第 2 報）．補綴誌，18：250-259，1975．

Table 1-4 歯槽骨吸収を想定した歯根表面積の％値

	骨レベル	歯根表面積の割合（％）							全歯平均	
		1	2	3	4	5	6	7		
上顎	〜1/4	16.4	18.3	18.6	16.4	16.4	14.4	16.2	〜1/4	17.2±1.5
	〜1/2	42.3	45.0	44.6	41.2	40.1	45.0	44.2		
	〜3/4	76.1	76.2	75.3	70.4	69.4	77.8	75.9	〜1/2	43.5±2.3
下顎	〜1/4	20.0	19.8	16.2	16.2	16.5	17.5	18.5		
	〜1/2	47.4	46.2	42.6	40.7	40.1	45.0	45.2	〜3/4	74.0±3.1
	〜3/4	78.2	76.2	74.2	69.4	69.0	75.5	73.2		

（長田 豊，小田 茂，飯田美智子ら：歯根表面積に関する研究 第2報 歯周組織の減少とそれに対応した歯根表面積の変化．日歯周誌，24(2)：293〜298, 1982.）

Table 1-5 歯槽骨吸収に対する係数の換算値

			歯種							
			1	2	3	4	5	6	7	8
残存歯槽骨の指数	上顎指数	1	2	1	5	4	4	6	6	4
		3/4	1.5	0.8	3.8	2.8	2.8	4.7	4.6	3.0
		1/2	0.8	0.5	2.2	1.6	1.6	2.7	2.7	1.7
		1/4	0.3	0.2	0.9	0.7	0.7	0.9	1.0	0.7
	下顎指数	1	1	1	5	4	4	6	6	4
		3/4	0.8	0.8	3.7	2.8	2.8	4.5	4.4	3.0
		1/2	0.5	0.5	2.1	1.6	1.6	2.7	2.7	1.7
		1/4	0.2	0.2	0.8	0.6	0.7	1.1	1.1	0.7

小数点以下第1位で四捨五入．なお，第三大臼歯の換算にはすべて平均値を使用

ては，一覧にして別表にまとめた(Table 1-3)．

さらにJohnstonら(1971)は，例外として前歯部の大きな欠損に対して，支台歯が回転モーメントを受けるため等距離後方に支台歯を延長すべきと述べており，また羽賀(1988)は，臼歯部の遊離端ブリッジは臼歯の中間歯欠損に比較して支台歯に回転モーメントを受けやすいため，係数を4倍することを推奨している．さらに，係数がプラスであっても，左右対称性となるよう設計したほうがよいと述べている．

(3) 負担能力係数への疑問点とその対応

これらは，いずれも歯周組織に破壊がみられない好条件下での最少支台歯数を判定しているものにすぎないため，最低必要な支台歯数を規定している点としては評価できるものの，歯槽骨の吸収が進んでいる場合の臨床的な対応について明らかな指針を示したものはみられない．

歯槽骨吸収は，一般臨床ではX線診査によって判定できる．投影像ではあるものの，プロービングによるアタッチメントロスやボーンサウンディングを参考にすることによって，ある程度診断可能である．ただしこの吸収像が，どの程度の負担能力の差を示すかについては明らかではない．

そこで，日本人の歯槽骨吸収に該当する各歯種別セメント質表面積の変化について調べたデータを引用して，その解決の糸口を探ってみる．

長田ら(1982)は，269本の形態異常のない抜去歯を，歯槽骨吸収を想定して近遠心隣接面の歯頸部より根尖方向に4区分して計測し，各々の表面積を百分率で表わしている(Table 1-4)．

そこで，一般に用いられている負担能力係数に上記の値を各々積算して，歯槽骨吸収に対する換算値の算出を試みた(Table 1-5)．実際には，負担能力係数は，セメント質表面積のみならず，歯冠歯根比の変化や歯根膜の弾性変化など種々の要因が関係しているが，おおまかにどの程度の吸収像にはどのくらいの支持能力があるかを判断できよう．

さらに，同じように見える個々の支台歯であっても，必ずしも一定の条件ではなく，生体の反応もまちまちなので，臨床的にはプロビジョナルを用いて観察する必要があると思われる．

4 連結様式とその選択

ブリッジ連結部の具備条件 (羽賀 1988)

①咀嚼圧に十分耐えられる強度を有すること
②十分な自浄作用を有すること
③適切な連結部の形態を有すること

ブリッジは，咬合圧や咀嚼圧力が加わった際にはたわみが生じ，クラウンとポンティックの連結部に応力の集中が起こるため，連結部の厚みを増して破損に対する強度を確保する必要がある．また，このたわみの量は，欠損部の長さの3乗に比例し，厚みの3乗に反比例する(Shillingburg ら 1997)ため，特にロングスパンのブリッジでは機械的強度に配慮する必要がある(1-7)．

また，欠損部に隣接して連続する2歯を支台歯とする場合，ポンティックに加わった咬合力はブリッジをたわませ，結果として欠損側の支台歯を支点として2本目の支台歯に挺出力として働くことになる．したがって，第2の支台歯は，欠損側の支台歯と同等かそれ以上の歯根表面積をもつ必要があり，また第2の支台歯の維持形態についてはグルーブを形成するなど維持力を増すための設計上の配慮が必要となる．

この極端な状況は，延長ブリッジに認められる．特に後方臼歯を延長ポンティックとして設計した場合には，後方に行くにしたがって大きくなる咬合力がポンティックに働くこととなるため，欠損側の支台歯を支点として大きな回転モーメントが生じ，為害作用が大きくなるおそれがある(1-8)．

また，ブリッジの連結様式には，ワンピースキャストによる連結，鑞付けによる連結，半固定法よる連結などがあり，それぞれ長所短所があるため使い分けが必要となる．

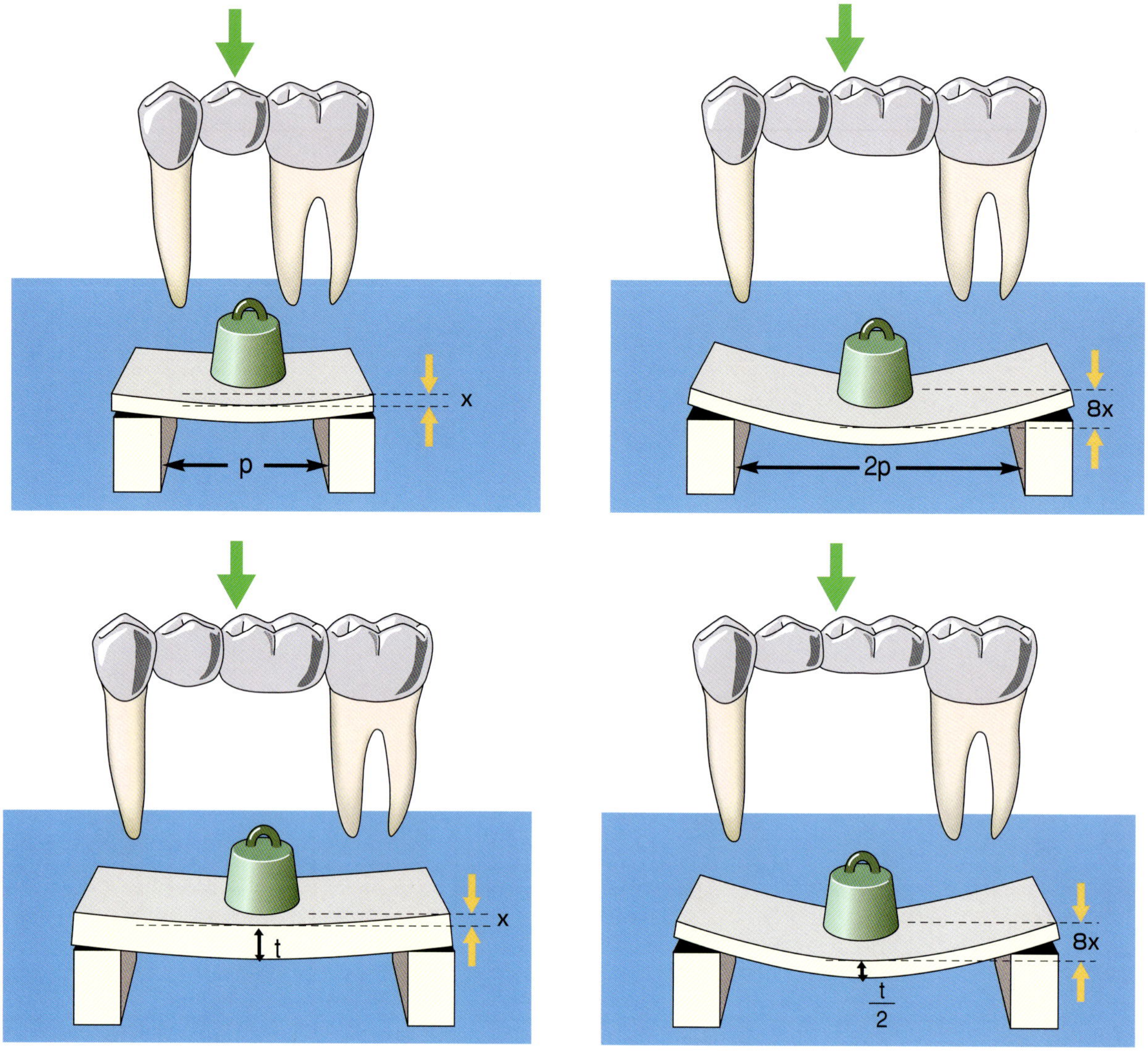

1-7 たわみの大きさは距離の3乗に比例し(a),厚みの3乗に反比例する(b)(Shillingburg HT *et al.*: Fixed Prosthodontics. 3rd Ed. Quintessence Pub, Chicago, 1997, pp.94.より改変)

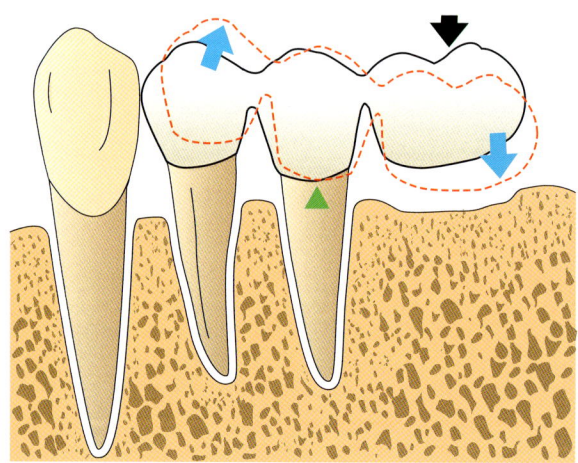

1-8a 遊離端ブリッジの脱落(Shillingburg HT *et al.*: Fixed Prosthodontics. 3rd Ed. Quintessence Pub, Chicago, 1997, pp.94.より改変)

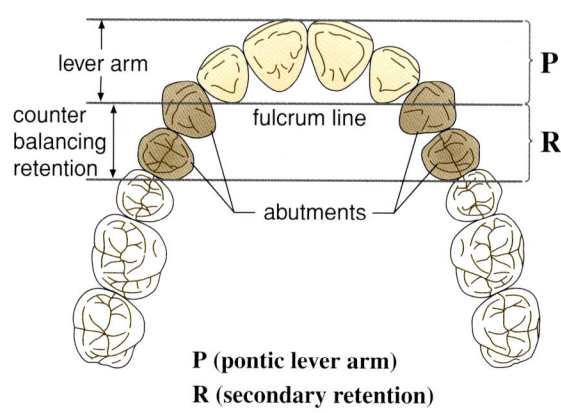

1-8b 前歯の大きな欠損に対する支台歯の延長(R＝P)

(1) ワンピースキャストによる連結

ワンピースキャスト法による製作方法は，フレームワークが強固に製作できるという点や技工操作が一度ですむ点などにおいて優れている．しかし，鋳造体が大きくなればなるほど鋳造欠陥や鋳造収縮などが生じやすく，不適合や術後の予期せぬ破損につながることがある．また，臨床上，動揺度の異なる支台歯などの印象では位置関係が正確に採得されないことがあり，ブリッジの不適合や支台歯の強制的移動などの問題が生じやすい．

したがって，大きなブリッジとなる場合には，少なくとも4～6歯で分割して鋳造し，鑞付けによって固定したほうがよい．

> **連結部の基本的な形態的要件**
> - 連結部の断面は可及的に広くとる
> - 鼓形空隙部の大きさは，コンタクトポイントを含んで咬合面より1/2以内で，幅は咬合面の1/2とする
> - 鼓形空隙の形態は，応力の集中しやすいV字型を避け丸くU字型とする(1-9)

(2) 鑞付けやレーザー溶接による連結

鑞付け法は，試適時にソルダリングインデックスを採得するため，印象時や模型製作時の誤差を吸収できる利点がある．一方では，ワンピースキャスト法に比較して患者来院回数が増えるという欠点もある．しかし，大きな修復や動揺歯を含む場合などでは，リマウント操作が必要となることが多く，鑞付け法が選択される．

また現在では，火炎を用いて母材に溶融した鑞材を流して接合する従来の方法から，母材と同じ金属材料の溶接棒を母材と固溶させて接合する方法に変わりつつある．欧米ではビームの焦点を絞り高エネルギーを作用させることができる歯科用レーザー溶接の技法が一般化しており，わが国でもそのイノベーションが浸透しつつある．この方法の最大の利点は，母体材同士が一体化してワンピースキャストのごとく処理できるところ

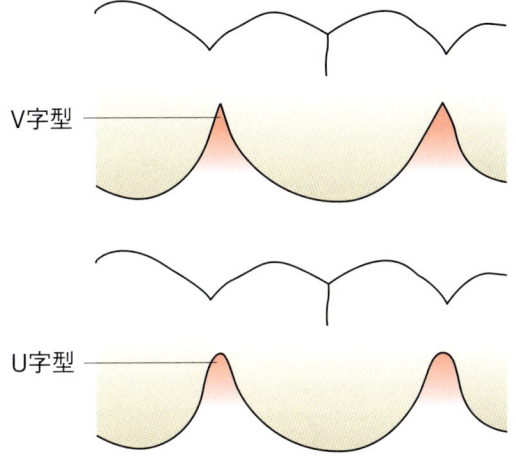

1-9 ブリッジ連結部の要件．歯間鼓形空隙の形態は，応力の集中しやすいV字型を避け丸くU字型とする

にある（篠崎ら 2002）．したがって，従来のワンピースキャストか鑞付けかの議論は，今後はあまり意味をなさなくなり，接合精度の高さや理工学的に緻密な構造となることも相俟って，レーザー溶接がこれからの主たる連結方法となると思われる．

（3）半固定装置による連結

半固定法には，キーアンドキーウェイ，スクリュージョイント，レストなどがあるが，キーアンドキーウェイが一般的に用いられる．以下に，簡単に適応と設計の要点をまとめた．

> **キーアンドキーウェイの適応**（Shillingburg 1997）
> ・支台歯の平行性がとれない場合（1-10）
> ・孤立歯を含む欠損で中間支台歯がてこの支点となるような場合（1-11）
> ・動揺度の異なる支台歯の連結を行う場合
> ・下顎の前歯部から臼歯部にわたる修復の場合は，下顎骨体の歪みを考慮して半固定形態が望ましい
> ・生理的な動揺度を許容したい場合

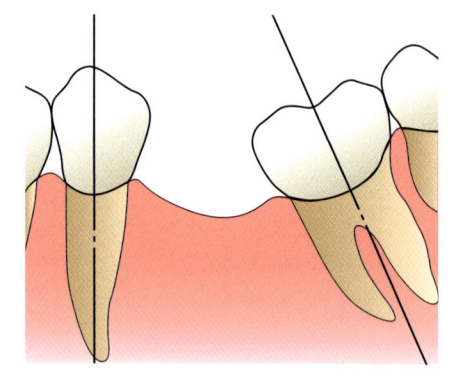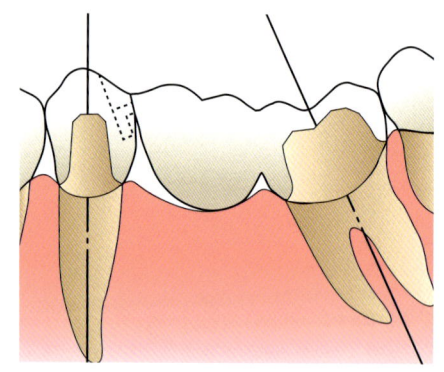

a

（Shillingburg HT *et al*.: Fixed Prosthodontics. 3rd Ed. Quintessence Pub, Chicago, 1997 参考）

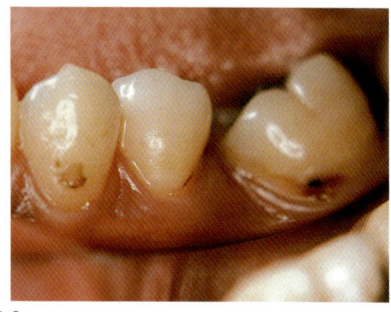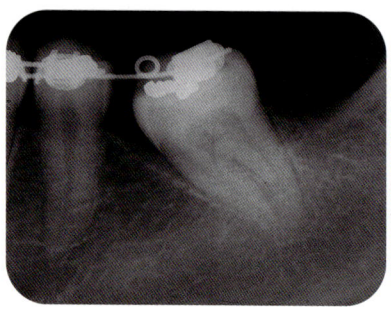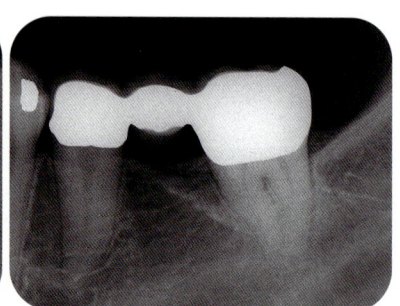

b

（資料提供：土屋賢司先生）

1-10 歯軸傾斜のため歯軸の平行性がとれない支台歯（a）．
このような場合は，可及的に矯正処置により支台歯の平行性を改善することが望ましい（b）．
しかし，困難な場合はキーアンドキーウェイ

キーアンドキーウェイの設計の指針

歯は咬合力によって近心移動する傾向があるが，支台歯の近心にキーウェイを設計した場合，近心移動は離脱力となる．遠心に設計した場合にはキーがキーウェイ内に嵌合し安定する(1-12)．キーウェイ周囲のメタルの幅は 1 〜 1.5mm，キーの長さは 3 〜 4mm 必要である．また，スタビライザーを延長した形態のキーアンドキーウェイおよびスクリューリテンションを用いることもある．クロスアーチスプリントの場合には犬歯の遠心に用い，前歯，臼歯のセグメントを連結する(1-13)．

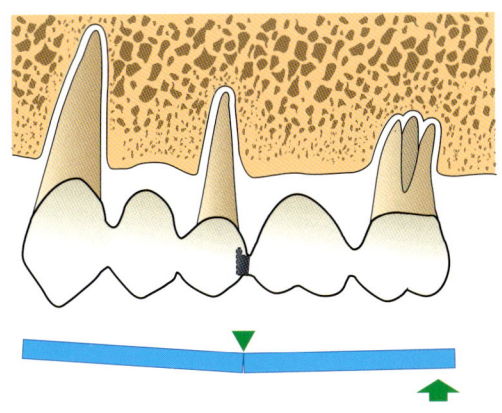

1-11 孤立歯を含む欠損で中間支台歯がてこの支点となるような場合はキーアンドキーウェイの適応(Shillingburg 1997)

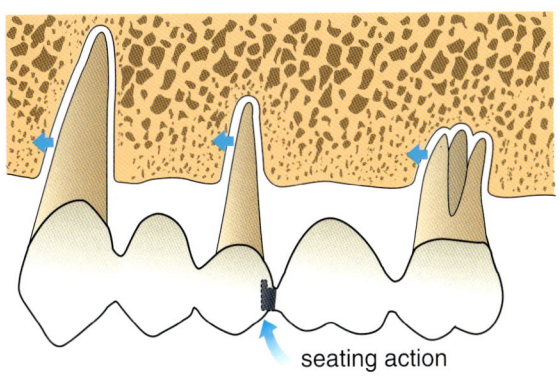

1-12 キーアンドキーウェイの設計部位と弊害(Shillingburg 1997)

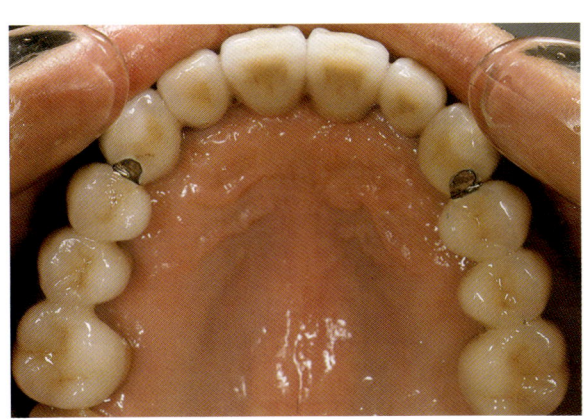

1-13 クロスアーチの場合は，このように 3+3 の遠心にキーウェイを設定すると臼歯部が機能した際にキーがキーウェイから浮き上がる危険性を減少することができる(資料提供：日髙豊彦先生)

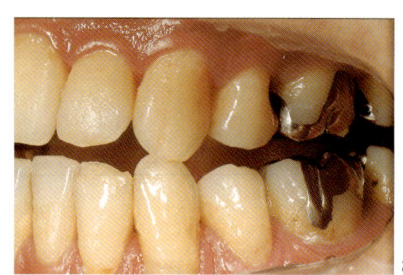 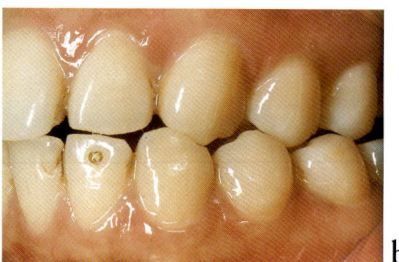

1-14 犬歯誘導(a)とグループファンクション(b)の一例(資料提供：日高豊彦先生)

5 咬合様式および咬合面形態における配慮

　欠損修復に際し，支台歯への負担軽減の目的で咬合様式や咬合面の形態を変更することがある．

　歯は，その解剖学的な形態から長軸方向の力に対しては抵抗性を示すが，側方力に対しては比較的抵抗力が乏しい．咬合性外傷のみでは支持組織の不可逆的な破壊は生じないと考えられているが，咬合干渉やグラインディング運動によるジグリングフォースは，周囲支持組織に過度な側方力として働き，支持組織の破壊を招くことは想像に難くない．

　したがって，ブリッジの基本的な適応症である少数歯欠損症例であっても，力の加わる方向について配慮し，応力が分散するような咬合形態にする必要がある．

(1) 咬合様式について

　一般的に，有歯顎に付与される咬合様式は，犬歯誘導咬合(D'Amico 1958)とグループファンクション(Schuyler 1961)であるが(1-14)，咬合様式付与についての取り組み方には，患者自身が現在もっている固有の咬合形態を重視する立場と，機能的な咬合を積極的に与える立場とに分けられる．一般に，単冠や小数歯欠損の修復では，特に問題がない限り大きく咬合様式を変更することはまれである．しかし，修復処置が広範にわたるような場合や，咬合干渉などで顎口腔系に傷害が生じていて局所の処置では対応ができない場合には，咬合様式の選択を余儀なくされる．

　そこで，力学的な観点から，筋の活動量を指標として，両者の咬合様式について比較してみる．

　被検者を用いた多くの研究では，犬歯誘導咬合とグループファンクションの筋活性を，抗重力筋である咬筋と側頭筋前腹の筋電図により比較している．

　Akörenらは，天然歯列での両者の比較から，有意の差は認められないとしつつも，犬歯誘導咬合の滑走運動では側頭筋前腹の筋活性が低く，犬歯誘導咬合のほうがグループファンクションより好ましいと述べている(Akören 1995)．また，個々の被検者に両者のガイドをオクルーザルスプリントにて付与して比較したものとして，両者に違いがみられなかったとする報告(Borromeoら 1995)，適切な前歯誘導により筋活性が低くなるとする報告(Williamsonら 1983)，左右3ブロックに分割したスプリントを

用いた比較から，後方ブロック，中間ブロック，前方ブロックの順で咬合接触が前方に位置するほど筋活性が低くなるとの報告（Manns ら 1987）などがある．

補綴学用語集（Glossary of the prosthodontic terms, 5th ed.）によれば，犬歯誘導咬合は，「犬歯の垂直的，水平的被蓋が下顎滑走運動時に臼歯部を離開させるような相互庇護咬合の一形態」と定義づけ，またグループファンクションは，「側方運動時に，作業側の上下顎の歯の間に多くの接触関係があり，咬合力を分散させるために，数本の歯が一つのグループとして同時に接触する」と定義されている．このように犬歯誘導咬合については比較的定義がはっきりしているものの，グループファンクションについては明確な接触関係が示されておらず抽象的である．したがって，術者の主観によって誘導部位等がまちまちであることが推測され，実験結果についても比較が難しい．なお，Shupe らは，今後，オクルーザルスプリントを用いない方法でガイドが付与され計測されることが望ましいと指摘している（Shupe ら 1984）．

オクルーザルスプリントを用いずメタルのガイドを付与した研究として，1 被検者のみでのデータではあるが，犬歯から順に後方にガイドを延長して滑走運動させた結果，犬歯ガイドおよび小臼歯まで延長したガイドでの筋活性は大臼歯を参画させた場合と比較して優位に減少する傾向があるとする報告がある（Tamaki ら 2001）．この結果は，犬歯から大臼歯まで歯種別にガイドを付与し，クレンチングを行わせた荒井の報告（1997）と一致する．

以上を総合すると，咀嚼力が支台歯に与える負担の少ない咬合様式は犬歯誘導咬合であると考えられる．また，何らかの理由で犬歯での誘導が困難な場合には，隣在歯を含めた誘導形態をとることが良いと考えられている．

（2）咬合面形態について

咬合面は，その接触状態から，ポイントセントリックと面接触とに考え方が分かれるが，一般的には，歯列全体としての修復では犬歯誘導咬合とポイントセントリックを付与することが多い．また，片顎の 1 ～ 2 歯の補綴もしくは小さなブリッジでは咬合様式を大幅に変更できないこともあり，患者自身がもつ咬合形態に準じて製作する場合も少なくない．しかし，咬合の条件が悪い場合には，修復処置後の予知性を高めるために，位置異常のある歯に対しては理想的な歯列および対向関係となるよう矯正処置を行った後に修復処置を行う必要がある．

機能的咬合面は，1 歯対 1 歯（Payne 1980）の対合関係もしくは 1 歯対 2 歯（Thomas 1967）の対向関係をもつが，いずれにしてもトライポッドの考え方から，頬舌的な安定のための ABC コンタクトと近遠心的な安定のためのクロージャーストッパーとイコライザーを付与することで，咬合力を歯軸方向に向けて歯列全体としての咬合の安定をはかっている（Stuart 1983）（1-15，16）．

同様に，全顎にわたる修復の場合であっても単独のブリッジを修復す

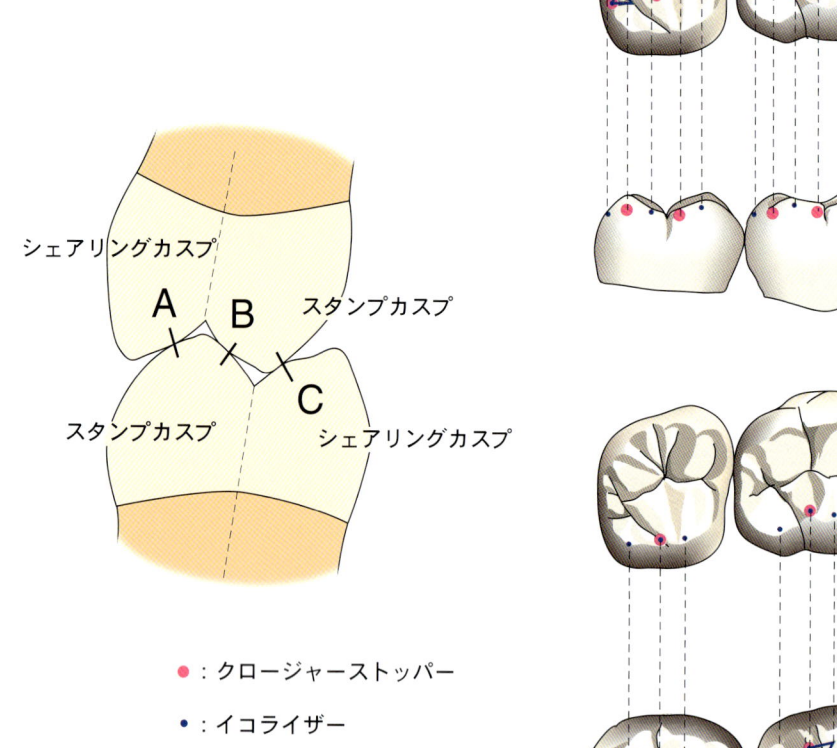

1-15 セントリックストップ，ABC コンタクトおよびクロージャーストッパー，イコライザー
（Stuart CE: Full Mouth Waxing Technique. Quintessence Pub, Chicago, 1983, pp.12-16.）

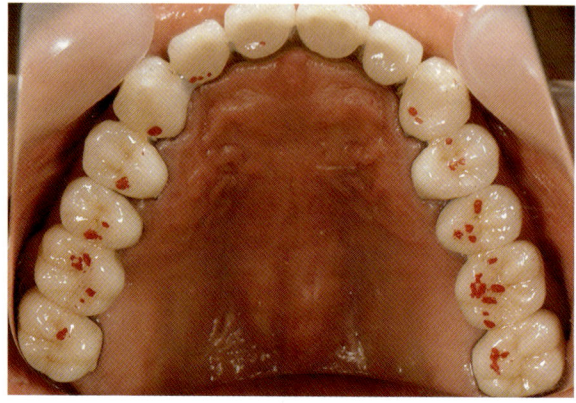

1-16 セントリックストップが付与された咬合面（資料提供：山﨑長郎先生）

る場合であっても，力学的には咬合力を歯軸方向に向けるアキシャルローディングの考え方が重要となる．

①アキシャルローディングへの配慮
・歯の傾斜は，咬合圧を傾斜側に向けるため，歯をさらに傾斜させるように働く．25〜30°以上の傾斜は支台歯として不適当(Reynold 1968, Tylman 1978)であり，矯正によりアップライトを行う必要がある
・咬合接触点を可及的に中央に寄せることで機能圧を根尖方向に向ける
・逋路を設けることによって，食片を介在した際の力の解放を促す
・前歯は対向関係から難しいが，可及的に歯軸方向に咬合力が向くよう上顎前歯舌面の基底結節の形態付与に配慮する

また，加藤(2003)は，歯の変位測定と主機能部位のデータから，大臼歯1歯の補綴に限局して，機能的咬合面形態の基本となる三要素と負担能力に応じた機能的咬合面形態について提唱し，アキシャルローディングへの実現方法を示しており，臼歯部の1歯欠損ブリッジに対しても参考になると思われる．

②機能的咬合面形態の基本となる3要素

1 咬頭嵌合位を維持するための咬合接触
主機能部位となるための緊密な咬合は，噛みしめ時に咬合平面に垂直な方向に咬合力が作用するように健全な第一大臼歯部に1カ所は必要である．なお，咬頭頂に1点だけ咬合接触させるか，Bコンタクト部に1点咬合接触させたときには，AコンタクトとCコンタクトにも合力として咬合接触させる
2 食物を粉砕，細分化するための主機能部位
緊密な咬合を与える部位は，機能的咬合面の内斜面．また，緊密な咬合面すべてが接触しているのではなく，そのなかの1点で接触し，50μm以下の誤差で直径3mmぐらいの範囲が咬合
3 粉砕された食物を頬舌側へ誘導するための被蓋

③負担能力に応じた機能的咬合面形態(1-17)
・負担能力が十分にあるときには，3要素の咬合接触，主機能部位，被蓋を付与する
・負担能力に問題があるときには，3要素のうち咬合接触と被蓋を付与し，主機能部位は隣在歯となるように，機能咬頭内斜面での緊密な咬合を避ける

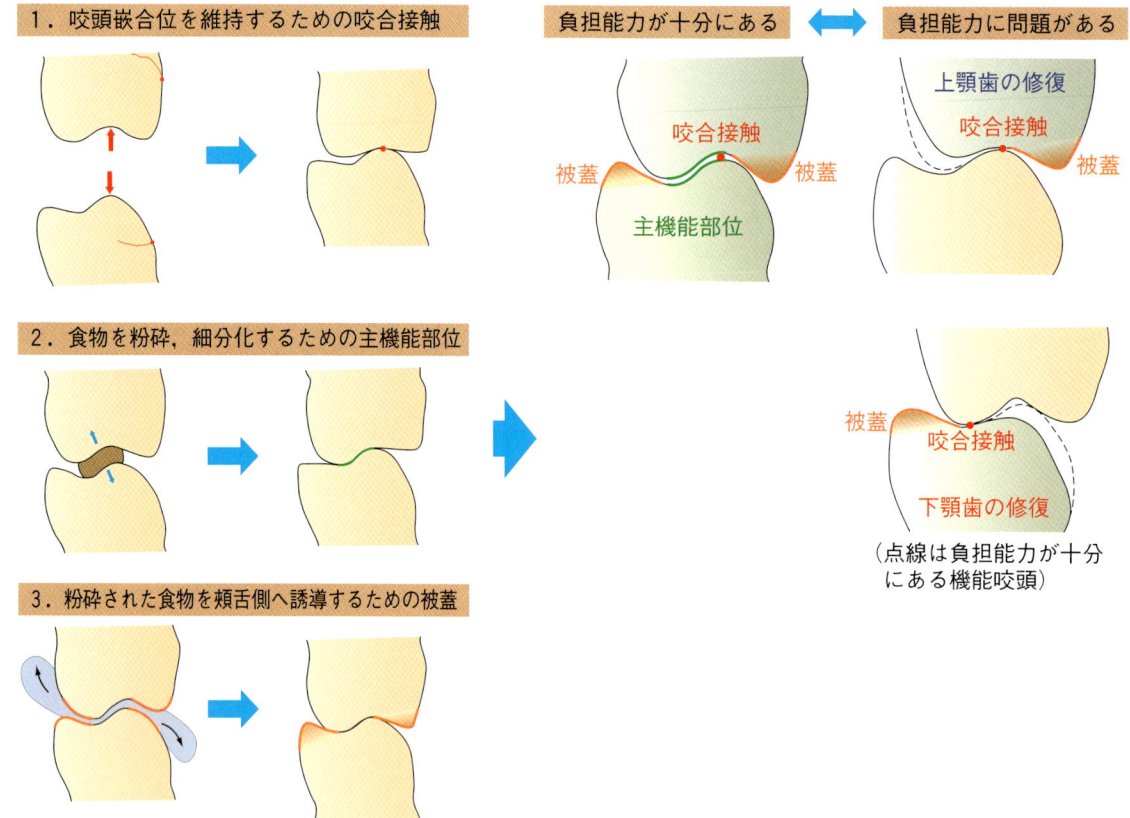

1-17 主機能部位と咬合面形態(加藤　均:顎口腔機能と調和する咬合面形態を求めて．補綴臨床，32(1)：64, 2004.)

6　材料学的な考察

(1) ブリッジの強度と材料学的な差違

　ブリッジの強度を左右する部位は，メタルであってもセラミックであってもポンティックの連結部であり，基本的には咬合圧に耐えられる強度を確保することが重要である．また，使用する材料の特性に合わせ，連結部の形態を変更する必要があると同時に，使用材料の物理学的特性についてもブリッジを設計する際には考慮しなければならない．またハイブリッド材料は，その界面が破壊の問題となりやすいことも忘れてはならない．

　現在，国内で認可されているオールセラミックは，3ユニットブリッジに限定しても信頼性をもって使用できるのはいくつか限られた材料しかないが，これらにあってもコネクションの点で疑問を感じるものもある．今後，ジルコニアが使用できるようになり，CAD / CAMにて製作することで応用範囲は拡大されると思われる．

　Table 1-6 に，オールセラミッククラウンおよびブリッジ用陶材の機械的性質について，引用転載しておく．

Table 1-6 オールセラミッククラウンおよびブリッジ用陶材の機械的性質

商品名	製造	組成および強化法	成型法	2軸曲げ強さ平均値(MPa)	2軸曲げ強さのワイブル係数	破壊靱性値 (MPa・m$^{1/2}$)	弾性係数 (GPa)
Vitadur N	Vita	アルミナ分散	箔形成	109.6[*8]		2.05 ± 0.27 1.75 ± 0.27	118.1 ± 1.0
Dicor	Dentsply	マイカ分散	鋳造	152		1.31 ± 0.10	69.9 ± 0.7 70.3
OCC	オリンパス	マイカ・βスポジウメン分散	鋳造	220〜300		2.5〜3.0	53.0
Mark II	Vita	長石系	CAD/CAM	84 ± 6 86		1.07 ± 0.08 1.26 ± 0.04	73.8 ± 0.8 69
Dicor MGC	Dentsply	マイカ分散	CAD/CAM	110 ± 7		1.39 ± 0.15 1.62 ± 0.39	73.5 ± 2.6
Finesse All Ceramic	Dentsply Ceramco	リューサイト分散	加圧成形	130 93.98 ± 7.48		1.23 ± 0.15	70
IPS Empress	Ivoclar	リューサイト分散	加圧成形	120 134 ± 22 115 ± 24 145 133.5 ± 21.5 92.75 ± 15.00 112 ± 10 94	3.65 6.6 4.6	1.29 ± 0.12 1.74 ± 0.26 1.27 ± 0.18 1.49 ± 0.17 1.3 ± 0.1	69.8 ± 1.5 67
IPS Empress 2	Ivoclar	リチウム・2ケイ酸分散	加圧成形	350 ± 50 204.75 ± 49.81 400 ± 40 273	4.0	3.2 ± 0.3 2.74 ± 0.32 3.3 ± 0.3	96
In-Ceram Aluminas	Vita	多孔質アルミナ＋ガラス浸潤	耐火模型またはCAD/CAM	320.3 352 ± 113 433 ± 90 530 ± 79 264	1.61 6	4.61 ± 0.58 4.49 ± 0.37 4.83 ± 0.36 6.01 ± 0.83	258.8 ± 3.6 315 ± 4 251
In-Ceram Zirconia	Vita	多孔質アルミナ・ジルコニア＋ガラス浸潤	耐火模型法またはCAD/CAM	600〜800 526 ± 77	6〜8 7	6.13 ± 0.7	249.6 ± 4
Procera AllCeram	Nobel Biocare	アルミナ高密度焼結	CAD/CAM	687 ± 58 601 ± 73 472 ± 107	7.01	4.48 ± 0.59 3.84 ± 0.11	370〜420
Cercon	Degussa	ジルコニア高密度焼結	CAD/CAM	1000 900		7 9	150

（伴　清治：高強度セラミックスの歯科修復への応用．金属，72：135-141，2002．）

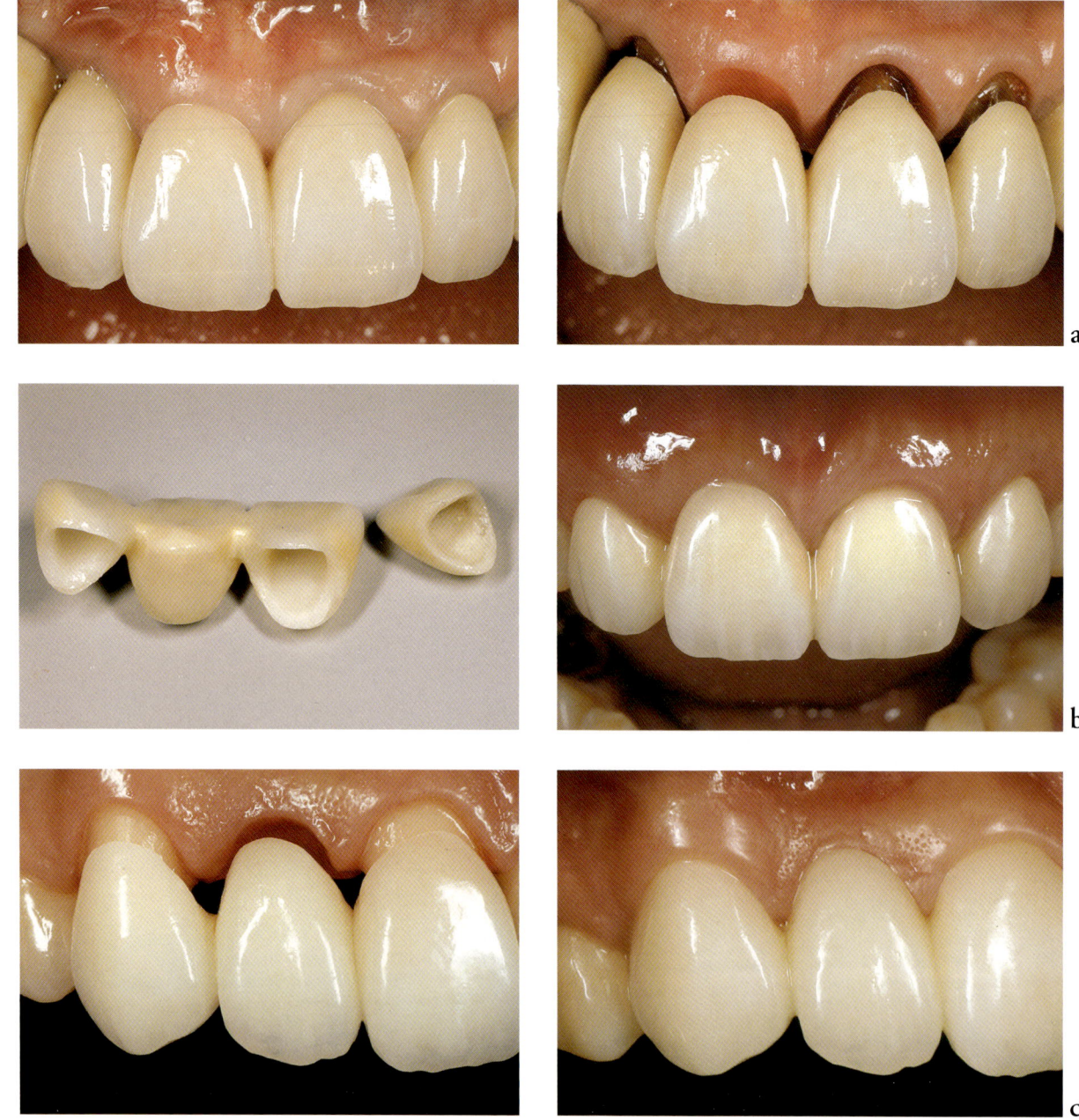

1-18 前歯部におけるセラモメタルブリッジ(a)とオールセラミックブリッジ(b, c)(資料提供：土屋賢司先生＜a, b＞、大河雅之先生＜c＞)

(2) オールセラミックブリッジの臨床応用上の注意点

ここでは，オールセラミックブリッジを目的として市販された歴史が比較的長い IPS Empress 2 をもとに，応用上の注意点を以下に整理してみると，

・切削量は，メタルセラミックスでは 1.4 〜 1.7mm 必要である (Shillingburg 1987)が，強度のある二ケイ酸リチウム・ガラスセラミックスである Empress 2 では，軸面厚さ 1.0mm で審美的な修復を施すことが可能である(Sorensen 1999)

・ブリッジの破壊強度は，コネクター部の大きさにより左右され，前歯部で 4mm × 3mm，小臼歯部間で 4mm × 5mm の断面積が必要となる．また，コネクターの垂直的な高さは，前歯部で 4.5mm，小臼歯部間で 5.5mm 確保する必要がある

などがあげられる．

前歯部および小臼歯部などの適応を選べば，セラモメタルブリッジにも優る臨床上の優位性を発揮することができる(1-18)．

2 欠損歯槽堤形態の分類
Classification of edentulous ridge forms

1 欠損歯槽堤形態の分類

　欠損歯槽堤形態が不良な場合（歯槽堤の吸収が著しい），ブリッジによる歯冠修復処置を行ううえで，適切なポンティック形態が得られず，審美性が損なわれたり，リップサポートや発音障害を生じたりする．このような場合，歯周形成外科的なアプローチにより適切なポンティック形態が得られるように歯槽堤増大処置を行うことが望ましい．あるいは，患者の希望などにより本来は必要と思われる歯槽堤増大処置を行わない場合であっても，欠損歯槽堤とポンティックとの関係により得られる治療効果や問題点を整理しておく必要がある．

　すなわち，欠損歯槽堤の診査，診断を行うことが，ブリッジの設計，ポンティックの設計にとって何よりも重要なことである．その診断を行ううえで，現在，最も一般的な分類が，2-1 に示す Seibert の分類である．

Class I
歯槽堤の厚みがない

Class II
歯槽堤の高さがない

すなわち，以下である．

Seibertの分類

Class I：歯冠-歯根方向の欠損歯槽堤の高さが正常で，唇(頬)舌的に組織が喪失している
Class II：唇(頬)舌的な欠損歯槽堤の幅は正常で，歯冠-歯根方向の組織が喪失している
Class III：Class I, II のコンビネーションタイプで，欠損歯槽堤の高さと幅がともに消失している

2 欠損歯槽堤形態の分類――理想的な欠損歯槽堤形態とポンティック形態

　欠損歯槽堤形態は，隣在組織と同じ幅と高さがあれば理想的である．しかし通常，欠損部組織は何らかの萎縮が認められる(2-1参照)．その場合は，可能であれば外科的なアプローチにより，欠損歯槽堤形態を改善することが好ましい．

　つまり，欠損歯槽堤形態は，理想的な形態を獲得するうえで行うべき処置により次のように分類することができる．
　①隣在組織と同じ幅と高さがある
　②幅と高さが足りないが軟組織処置のみで回復できる
　③幅と高さが全く足りず骨造成と軟組織処置で回復しなければならない
　④通常の処置では回復できない
　①～③の条件については，それぞれの状況に応じた処置を行うことによって，最終的には，それぞれ良好なポンティック形態を作製することができる．

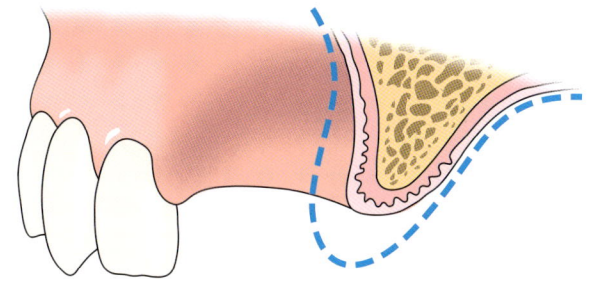

Class III

歯槽堤の厚みも高さもない

2-1　欠損歯槽堤に関するSeibertの分類

3 ポンティック形態の分類と歴史的変遷
Classification of pontic forms and historical changes

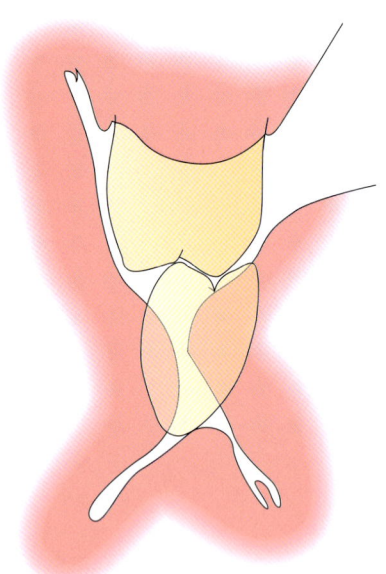

sanitary contoured pontic

saddle pontic

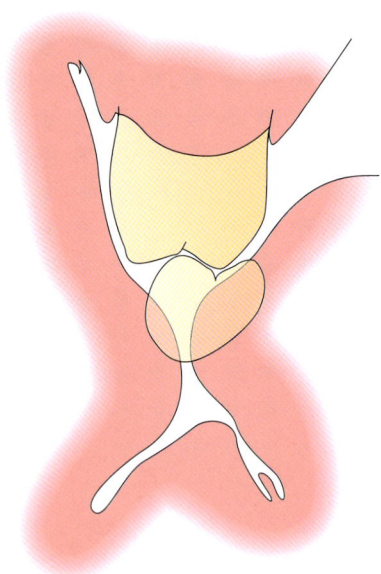

sanitary pontic

3-1 ポンティック形態の分類(Stein 1964)

1 ポンティック形態の分類の変遷

ポンティック形態の基本的な分類に関しては，1964年のSteinによる以下の三つの分類がよく知られている(3-1)．
①リッジラップ
②モディファイドサドル
③完全離底型

これらの3種類のポンティックに関しては，審美性と清掃性・口腔衛生，さらには発音などの機能性の点からさまざまに論じられてきた．とりわけわが国においては，1980年代の歯周治療や歯周補綴治療の普及から，口腔衛生の側面が考慮されたためか，前歯部ではリッジラップ，臼歯部では完全離底型が用いられることが多かった．しかし，この時期，海外においては，1980年にAbrams，1981年にGarberらによりオベイトポンティックが紹介され(3-2)，現在に至っている．また，Dr Raymond Kimの1980年の資料によっても，このようなブリッジの設計が，すでに臨床において行われていることがわかる(3-3)．

欠損歯槽堤に対して，今日，生理的要件を満たしていると考えられるのは，モディファイドサドルとオベイトポンティックの2形態であるといってよい．

（Abrams L: Augmentation of the Deformed Residual Edentulous Ridge for Fixed Prosthesis. Comp Cont Educ Dent, 1980 より．"Ridge lap with concave edentulous ridge という呼称で，オベイトポンティックと同じ概念が紹介されている）

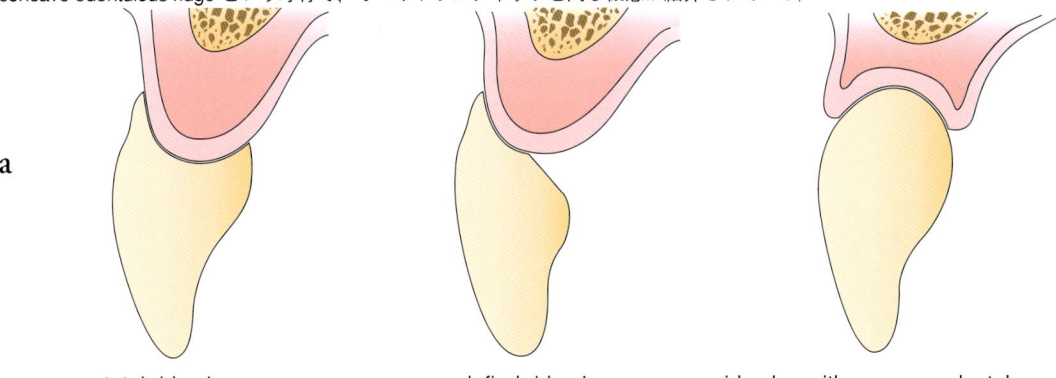

a

total ridge lap　　　modefied ridge lap　　　ridge lap with concave edentulous ridge

（Gaber D, Rosenberg E : The Edentulous Ridge in Fixed Prosthodontics. 1981 より．最初に"ovate pontic"という言葉が使用されている）

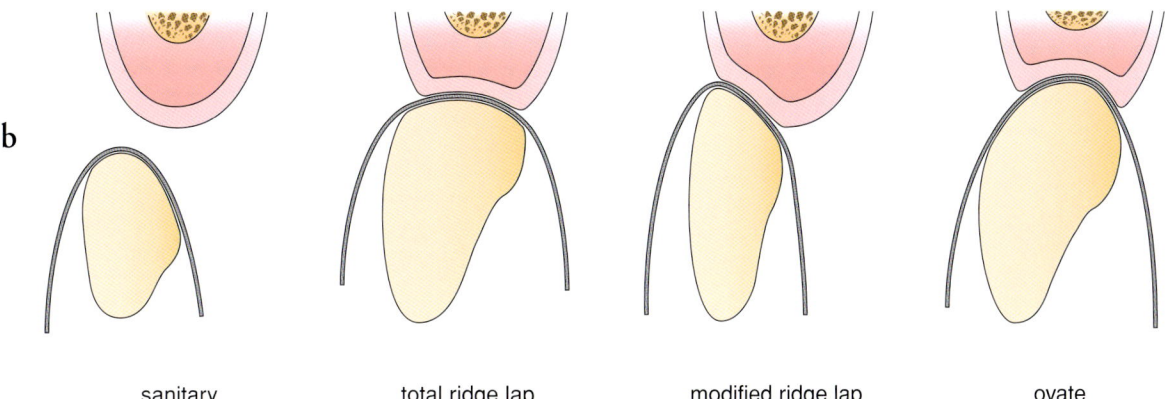

b

sanitary　　　total ridge lap　　　modified ridge lap　　　ovate

3-2　(a) 1980 年の Abrams，(b) 1981 年の Garber，Rosenberg のポンティック形態の分類．この時期にオベイトポンティックの概念と言葉が紹介されている
（土屋賢司：ポンティックに具備すべき諸要件とそのための診査・診断と処置．補綴臨床，36(3)：294，2003．）

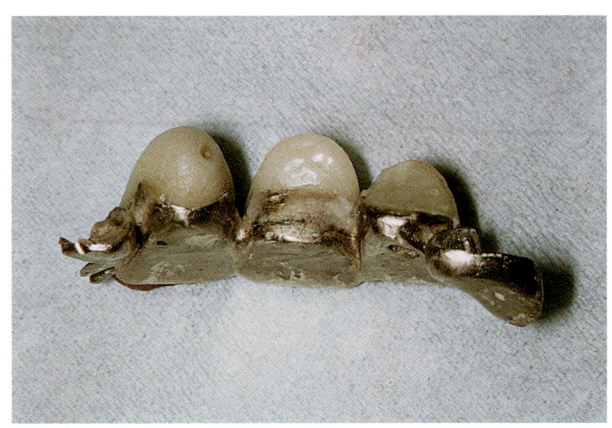 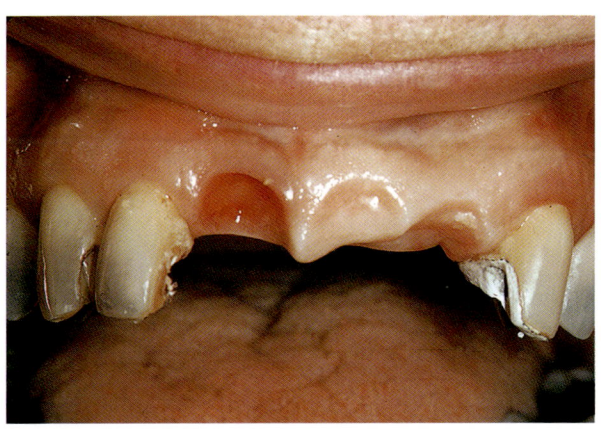

3-3　ブリッジの除去後の右側中切歯，左側中切歯，左側側切歯のブリッジポンティック形態（1980 年における Dr Raymond Kim の資料＜他医院での歯冠修復物を撤去＞）
右側中切歯のポンティック形態はオベイトポンティックであるが，粘膜接触圧が強すぎるために対応する欠損歯槽堤には炎症を招来している．左側中切歯のポンティック形態はモディファイドサドルである．適正圧で歯槽堤に生理的圧迫を加えているので，欠損歯槽堤は良好な状態である．左側側切歯ポンティック形態は同様にモディファイドサドルであるが，適正圧で欠損歯槽堤に接していないため（離底している）やはり炎症を招来している．
これらから推察されるのは，欠損部歯槽堤にはポンティック基底面が適正圧で接触しなければならないということである

2 ポンティックの形態的要件

ポンティック形態を付与するうえで考慮しなければならない事柄は，次の基本的な構成要素に分けて考えることができる．

①基底面
②咬合面
③唇・頬・舌側面
④隣接面

前歯部においては特に審美性および発音，臼歯部においては特に機能と衛生面（場合によっては審美性も）に考慮する．

（1）基底面

ポンティック基底面形態の変遷は先述したとおりである．そして，欠損歯槽堤に対して生理的要件を満たしているのは，モディファイドサドルとオベイトポンティックの2形態である．すなわちこれは，

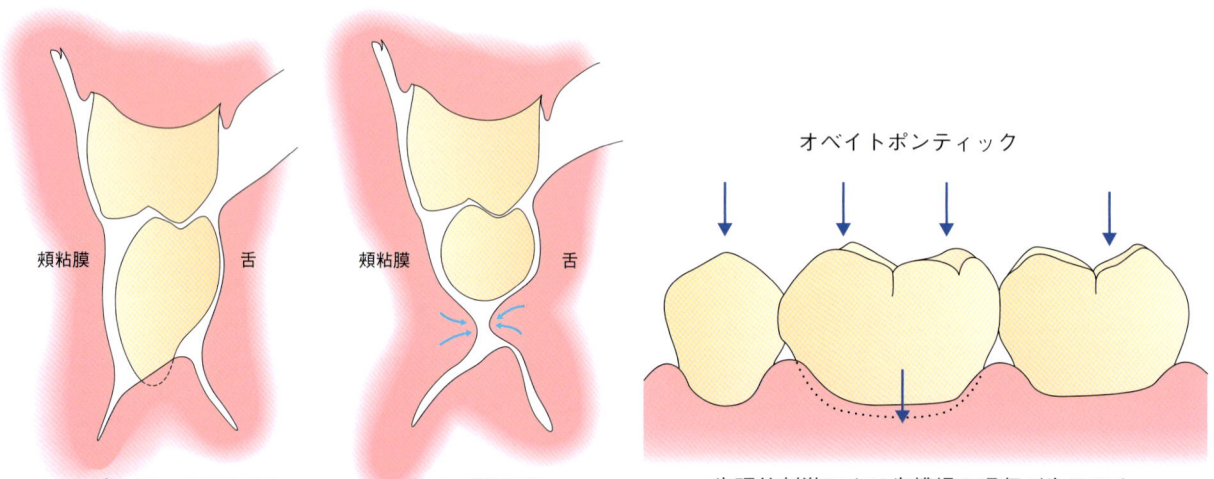

(小濱忠一ら：ポンティックに見える補綴の縮図―どうすれば生理的・機械的・審美的なポンティック形態を付与できるのか．歯科技工，49，1997．)

(茂野啓示：PART 1　ガイドライン II．メンテナンス的観点からのポンティック形態ガイドライン．歯科技工別冊／ポンティック，1998．)

3-4 オベイトポンティックと離底型ポンティックとでは，後者のほうが頬，舌などの機能異常を惹起する場合がある．また，欠損歯槽堤粘膜に圧を適切に加えることができると，粘膜の廃用性萎縮や歯槽骨の吸収を防止することができると想像される

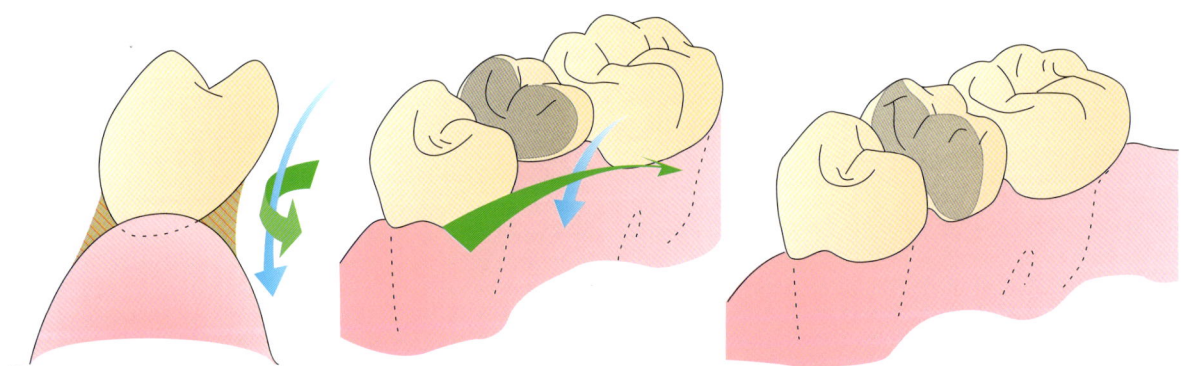

3-5 離底型ポンティックやリッジラップポンティックでは，自浄性や清掃性が考慮されているといわれているが，期待された効果は上がらない．オベイトポンティックでは，一見すると問題があると考えられるが，適切な粘膜への加圧によりプラークが侵入しにくく，こちらのほうが自浄性，清掃性に優れている

①頬粘膜および舌を生理的に機能させる(3-4a)
②欠損歯槽堤粘膜に対して適度な圧(機能圧)を加える(3-4b)
③清掃性や口腔衛生をはかる(3-4c)
という点から推奨されるものである．

(2) 咬合面

ポンティック咬合面の形態は，隣接する支台歯形態との関係および対合する歯列弓との間に適切な咬合関係を得ることを目的とすることから，天然歯と同様の幅径をもった形態を付与する．ただし，カントゥアは隣接する天然歯形態に同調させ，咬頭間距離は狭める(3-6)．効率のよい咀嚼機能の回復および支台歯の支持組織への負担を軽減するために，天然歯同様の形態を回復し咬合関係を安定させるとともに，頬舌側には食片の流出路となる溝をしっかり付与する必要がある．

一方で咬合面の頬舌径を全体的に狭くする考え方もあるが，かえって食物の停滞を招き，咀嚼時における口腔軟組織(口唇，舌，頬)の協調運動に問題を生じ，食物の咬合面への定位を困難にし，食塊の流れを悪くする(3-7)．さらに対合歯との咬合のバランスや軟組織の保護の観点から望ましいとは考えられない．

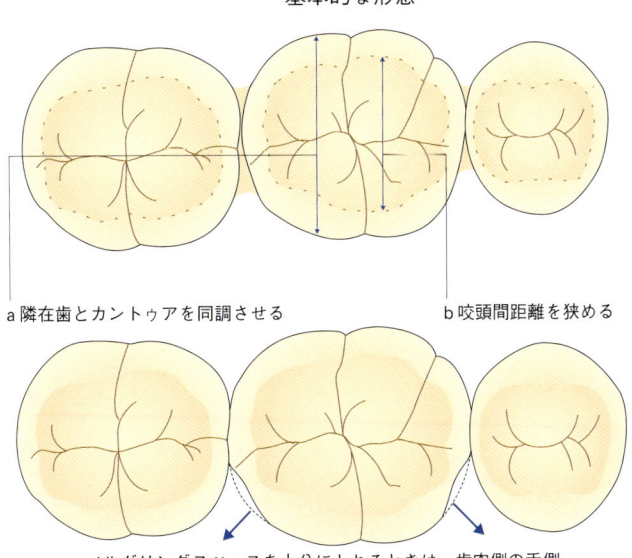

3-6 ポンティックの咬合面形態は，天然歯と同様な頬舌的な幅径とし，咬頭間距離のみやや狭める

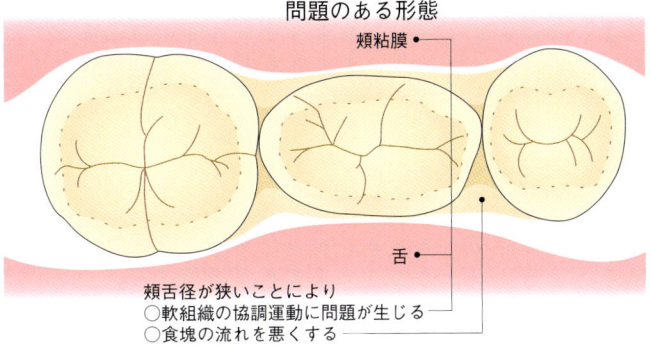

3-7 頬舌径を全体的に狭めると，頬粘膜や舌の協調運動などが阻害されてしまう

(茂野啓示：PART 1　ガイドライン II. メンテナンス的観点からのポンティック形態ガイドライン．歯科技工別冊／ポンティック，1998．)

（3）唇・頬・舌側面

唇頬側のポンティック歯頸線の位置は，基本的には隣接する支台歯と移行的にすべきである（3-8）．さらに最大豊隆部（height of contour）の位置も隣圧天然歯と同等に位置させることが，審美性の獲得，軟組織を保護するうえで重要となる（3-9）．

（4）隣接面

ポンティックと支台歯との間に設定されるトラップエンブレジャーの形態は，審美性，発音，さらには強度の面からみても重要である．

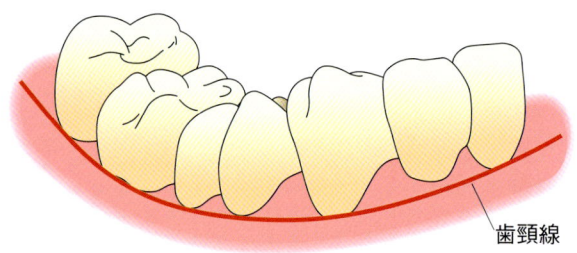

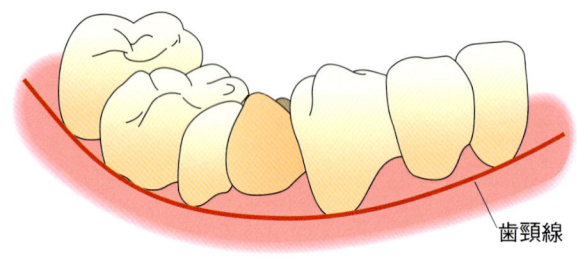

ポンティックと支台歯との歯頸線の関係

3-8 歯頸線は隣接する支台歯と一致させる（茂野啓示：PART 1 ガイドライン II．メンテナンス的観点からのポンティック形態ガイドライン．歯科技工別冊／ポンティック，1998．）

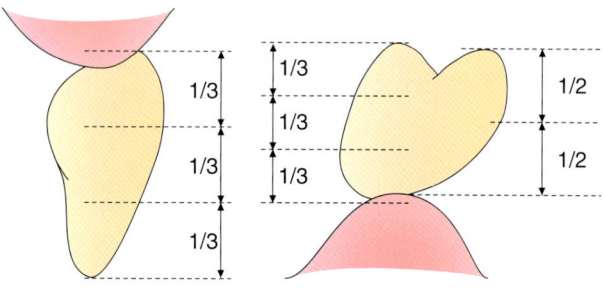

3-9 唇・頬面形態における最大豊隆部の位置は，歯肉側 1/3 に設定する．舌面は臼歯では歯肉側 1/2 に設定し，舌感を阻害しない程度に頬舌径を狭く縮小する

3 その他の要素とポンティック形態

上述したポンティック形態の基本的な要件のほか，強度的な側面や口腔衛生の観点からも，ポンティックの形態を付与する際に考慮すべき要件がある．

（1）連結部の構造

連結部はブリッジの強度と清掃性，審美性という点での解剖学的な要素を考慮しなければならないが，それぞれの要素は相反する部分があり，これまでもさまざまな考え方が推奨されている．すなわち，連結強度とトラップエンブレジャーの構造についてであるが，筆者は，3-10 に示すことを総合的に考慮してその設計を行っているが，トラップエンブレジャーは可及的に開大しないことを基本としている．

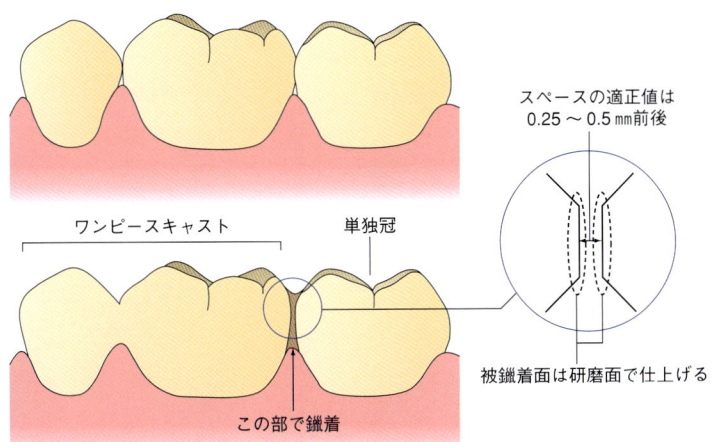

3-10 トラップエンブレジャーは開大することなく，解剖学的，生理学的な形態を付与する．ただし大臼歯に関しては，わずかに開大する(茂野啓示：同上)

(2) 清掃器具との関連

主な清掃器具には，歯ブラシ，歯間ブラシ，デンタルフロスがあるが，トラップエンブレジャー，ポンティック基底面の清掃はスーパーフロスなどの特殊な形態のフロスが最もよい．それらが使いにくいときは，通常のフロスを使用する．特にポンティック基底面に対しては，フロス以外の清掃器具は全く役に立たない．

しかし，清掃性とポンティック形態との関連性について結論を言えば，ポンティックが粘膜と接触する基底面などに対しては，歯槽粘膜に対して生理的な圧を加えることが重要である．その点からは，器具による清掃性を考慮した形態は特に重要ではない．また，部位による違いもない．

したがって清掃性に関しては，セルフクリーニングとして粘膜と接触する部分にはフロス，その他の部分には歯ブラシと歯間ブラシを用いることを原則とすればよい(3-11)．

ただしそうは言っても，患者に日常的に他種類の清掃器具を使いこなしてもらうことは難しく，これを補う意味でも定期的なプロフェッショナルトゥースクリーニングを行うことが大切となる．

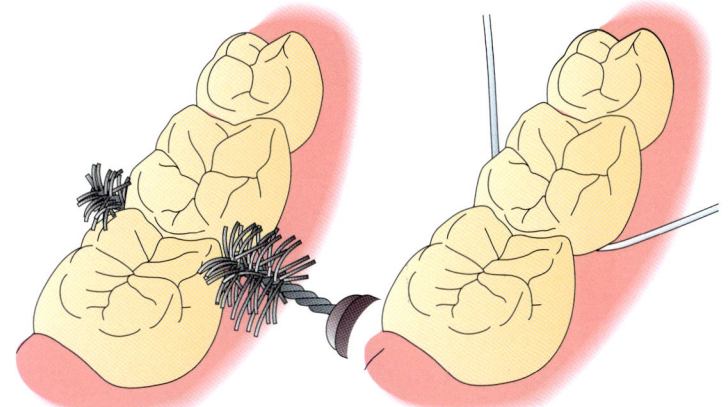

3-11 ポンティックに対する清掃器具仕様の基本
ポンティック基底面のセルフクリーニングとしては，フロスと歯間ブラシ以外は有効ではない(茂野啓示：同上)

ブリッジとポンティック

2

オベイトポンティックの臨床

Clinical practice of ovate pontic

1 オベイトポンティックの臨床的有効性
Clinical efficacy of ovate pontic

1-1 オベイトポンティックの臨床的有効性を示す一例

	オベイトポンティック前	オベイトポンティックに修正後
審美性	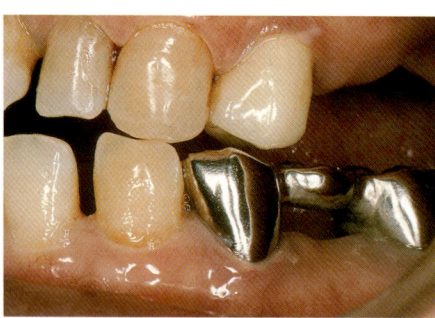 完全自浄性のポンティックは歯の形態をなしておらず，嚥下時の陰圧で舌や口腔粘膜がポンティック下に引き込まれる	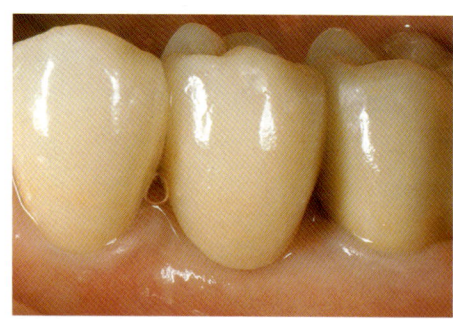 欠損部にも歯が残存しているようにみえる
舌感・発音	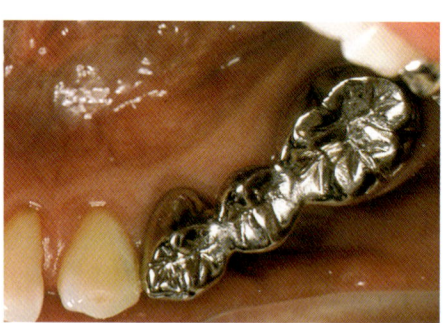 歯冠本来の頬舌径を再現しておらず，舌感が悪い	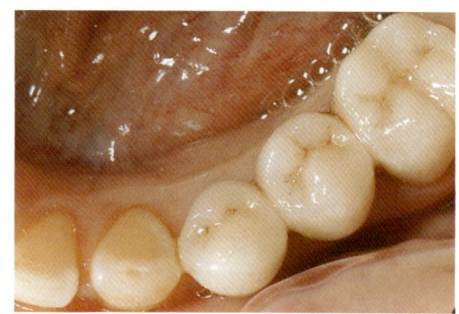 歯冠本来の形態が再現され，舌感が改善されている．前歯部であれば発音にも影響する
顎堤の永続性	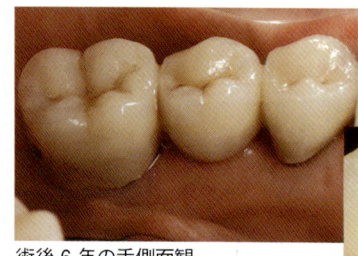 術後6年の舌側面観	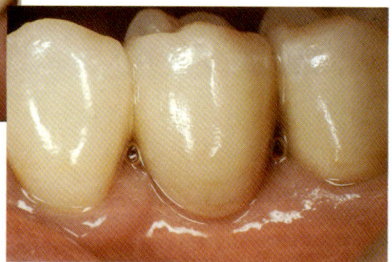 術後6年の頬側面観 ポンティック基底部に炎症，吸収は認められない

"ovate"とは，卵形を意味し，オベイトポンティックとは字義的には「基底面が卵形をしたポンティック」を指す．基底面が卵形すなわち凸形を呈し，欠損歯槽堤粘膜に対して生理的な圧を加えて「入り込んでいる形態」であることにより，ポンティックのカントゥア（豊隆）をより天然歯に近い形態にすることができる．言い換えれば，歯肉縁下に歯冠・歯根形態が存在するかのような状況をポンティックおよび周囲組織に再現することができるため，審美的に優れた方法である（1-1）．しかも舌感に優れ，嚥下の際，陰圧により口腔粘膜がポンティック下に引き込まれることもないので，粘膜の変形をきたすことがなく，顎堤も常に圧迫による生理的刺激を受けているので，他の形態のポンティックよりも顎堤の吸収が緩徐であるといわれている（日高 2003）．

プラークコントロールの観点からも非常に優れている．一見，プラークコントロールは不可能な形態のようであるが，基底面が欠損歯槽堤粘膜に生理的範囲の圧を加えて入り込んでいるので，プラークの侵入が防止されている．このため，歯ブラシおよび隣接面部のフロッシングによりプラークコントロールが十分可能な形態となっている．万一，顎堤が吸収した際にも，基底面が凸面であるためフロスによるプラークコントロールが可能である．

1-2　H-E 染色組織像（10 倍と 50 倍）

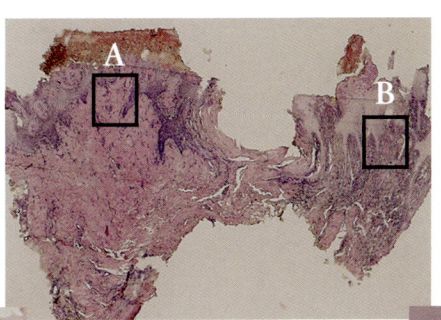

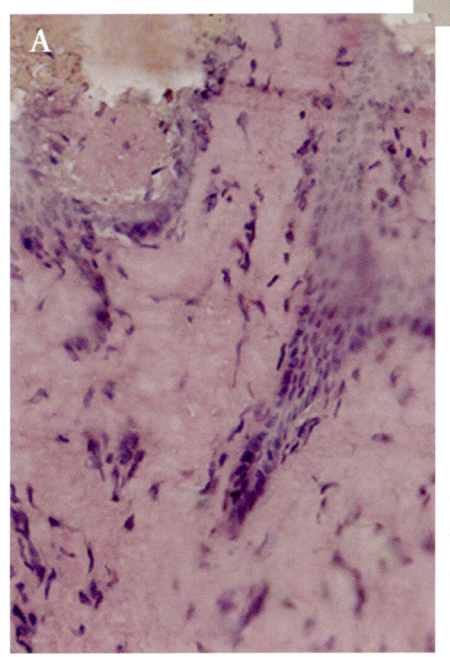

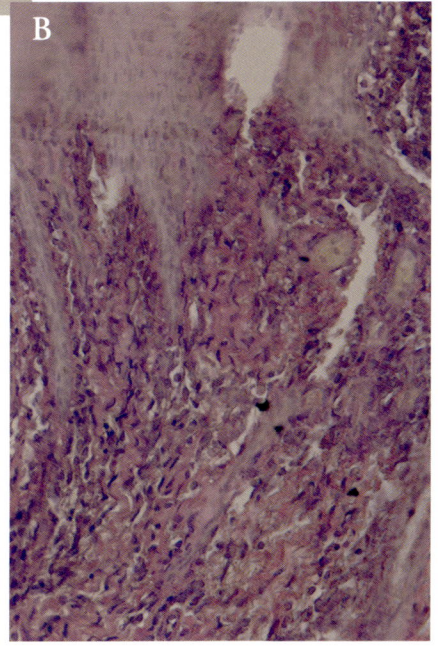

＜10 倍＞
A：非圧迫部
B：圧迫部．B の圧迫部では上皮直下に細胞成分に富む肉芽組織を認める

＜50 倍＞
A：上皮直下は線維性結合組織のみで，変化はみられない
B：上皮脚の伸展とその直下に微小血管を多数伴った肉芽組織を認めるが，炎症性細胞の浸潤は認めない

Tripodakis(1990)はオベイトポンティックの清掃に関して，1日1度フロッシングを行えば，装着後のポンティック下の欠損歯槽堤粘膜に病理学的炎症は認められなかったと報告している．筆者らがオベイトポンティック部の歯槽堤粘膜組織を顕微鏡下で観察したところ(1-2)，肉眼で発赤が認められる部位であっても，再生された上皮とその直下に微小な毛細血管をもった肉芽組織を認めるものの，炎症性細胞は認められなかった．圧迫部において，この状態より過度の圧迫刺激を加え続けると，びらんから潰瘍へと移行し，可撤性の義歯の場合は，いわゆる義歯性潰瘍の状態になると考えられる．しかし，粘膜に加わる圧が一定にコントロールされた固定性義歯のポンティック基底面では，可撤性義歯のような圧迫刺激が継続するわけではないので，潰瘍へ移行することはないと考えられる．つまり，オベイトポンティック部の歯槽堤粘膜は通常の欠損部顎堤粘膜とは分けて考える必要があり，幼若な組織の状態が維持継続されるものと考えられる．

したがって，過剰なフロッシングによる機械的刺激が及ぼす影響を考慮する必要がある．また，1日1度のポンティック下のフロッシングをすべての患者が長期にわたって励行できるかという問題もある．双方の相反する問題に対する対応を考えた場合に，最も重要になってくるのがプロフェッショナルサイドにおける患者個々に応じた定期的なメインテナンス(PTC あるいは PMTC)である．審美性，清掃性に優れるが，繊細な修復物であるオベイトポンティックやハーフポンティックを装着することが可能になったのは，術後のメインテナンスをプロフェッショナルサイドで担っていくことがごく常識的なことになってきているからこそであるといえよう．

2 オベイトポンティックを成功させるための要件
Requirement for successful ovate pontic

1 欠損部歯槽堤の上下的位置関係の診断

オベイトポンティックに限らず，歯冠修復治療における診査・診断は顔貌から導き出された facial cusp line（前歯切縁と臼歯部頰側咬頭頂を結ぶ線）から始まる．facial cusp line と平行関係に gingival contour line（歯肉縁を結ぶ線あるいは辺縁歯肉の頂点を結ぶ線）を設定することで，欠損部歯槽堤の理想的な上下的な位置が決定される（日高ら 2002）(2-1)．

2-1 ポンティックが適用される歯槽堤の上下的位置の診断

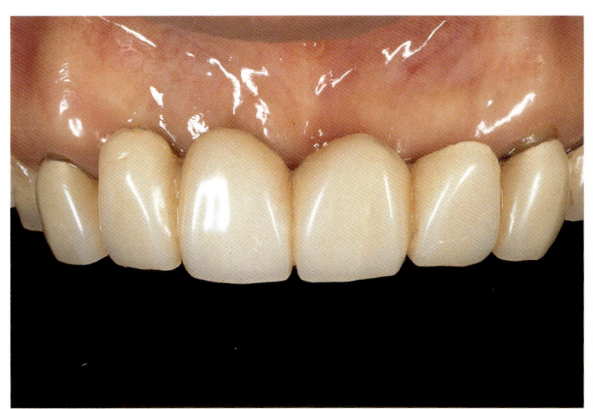

術前の正面観（2⊥2 が欠損部）

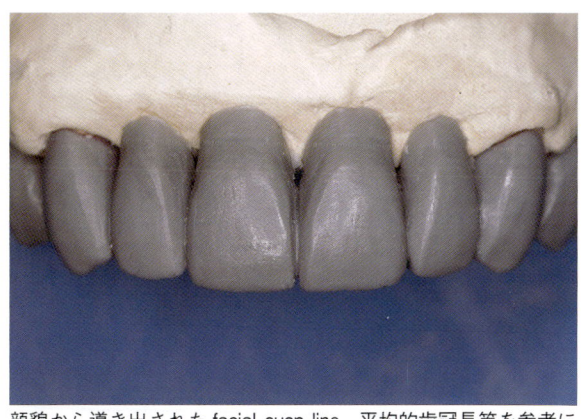

顔貌から導き出された facial cusp line，平均的歯冠長等を参考に製作した診断用ワックスアップ．欠損部顎堤が吸収しているため歯根形態を再現している

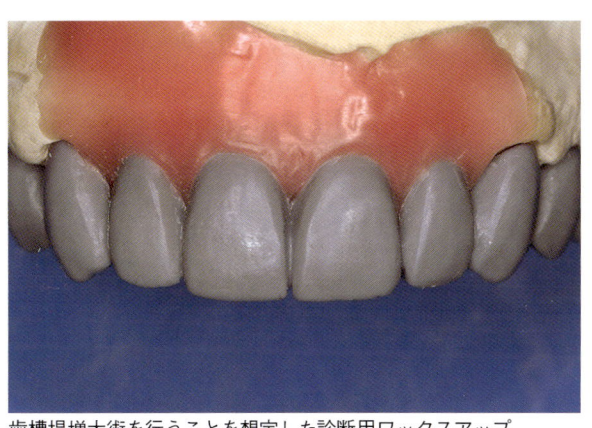

歯槽堤増大術を行うことを想定した診断用ワックスアップ

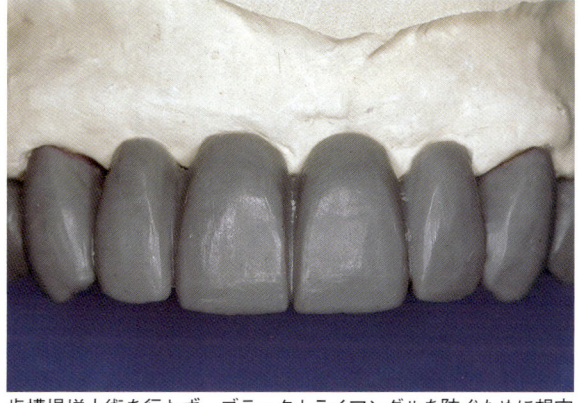

歯槽堤増大術を行わず，ブラックトライアングルを防ぐために想定された折衷的な診断用ワックスアップ

2 欠損部歯槽堤の近遠心的診断

歯冠修復治療においては本来あるべき歯の形態を再構築することが目標であり，ポンティックにおいても同様である．当該歯の解剖学的大きさの平均値，歯冠長と歯冠幅径の比率等を参考に決定するが，その空間が存在しないか，または大きすぎる場合は，第一に矯正治療の適応となる．

矯正治療が受け入れられない場合，清掃性を阻害しない範囲で，修復処置によって傾斜，捻転などの個性的表現を用いて対応する(2-2)．ただし診断においては，患者の主観的審美観(患者の希望および個性)を考慮に入れる必要がある．

3 欠損部歯槽堤の頬舌的診断

歯と歯周組織の頬舌的豊隆関係を幾何学的に解説しようとした報告(桑田 1995)はあるが，すべての部位に適用できる理論はいまだないと思われる．現在，筆者らは臨床上または清掃性の面から，ポンティック当該歯のカントゥアと相似形の歯槽堤形態を理想と考えている(2-3)．つまり歯冠修復において Abrams L が提唱する天然歯唇面の豊隆と歯周組織が調和した状態である gull wing(カモメの翼)の関係をポンティックにおいても診断の基準としている．

このように，オベイトポンティックを成功させるための要件は，主に三つの要素からなされるが，先に述べたように審美的な要素と密接に関連する方法であるため，患者の要望，意見によって大きく影響を受けることは言うまでもない．

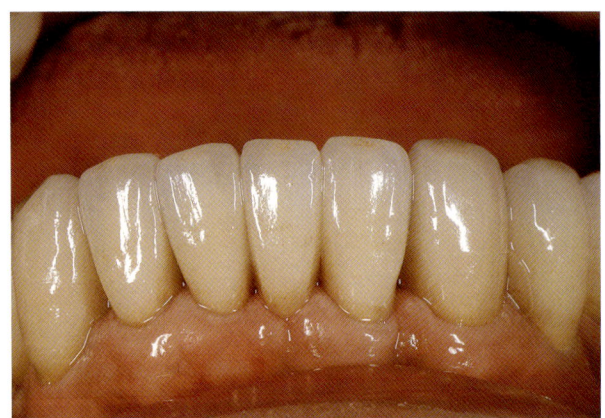

2-2　欠損部歯槽堤の近遠心径がポンティックに対して十分ではない場合は捻転・乱排等のいわゆる個性的表現で対応する

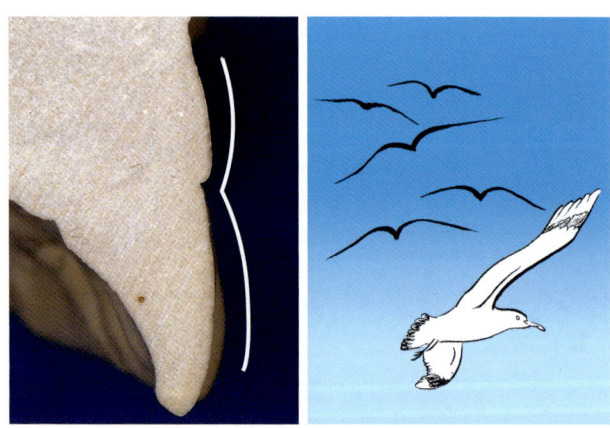

2-3　健全な成年男子の中切歯および歯槽堤の縦断面．ポンティックにおいても当該天然歯のカントゥアと相似形の縦断面を有する歯槽堤形態，すなわちガルウィング形態を呈することを理想とする

3 オベイトポンティックのための歯槽堤改善
Edentulous ridge improvement for ovate pontic

1 歯槽堤が過剰または肥厚している場合(excessive bulky ridge, flat ridge)

歯槽堤形態(組織)が過剰増殖または肥厚している場合，歯槽堤整形を目的とした歯槽堤整形手術(ridge plasty procedure)を行う．

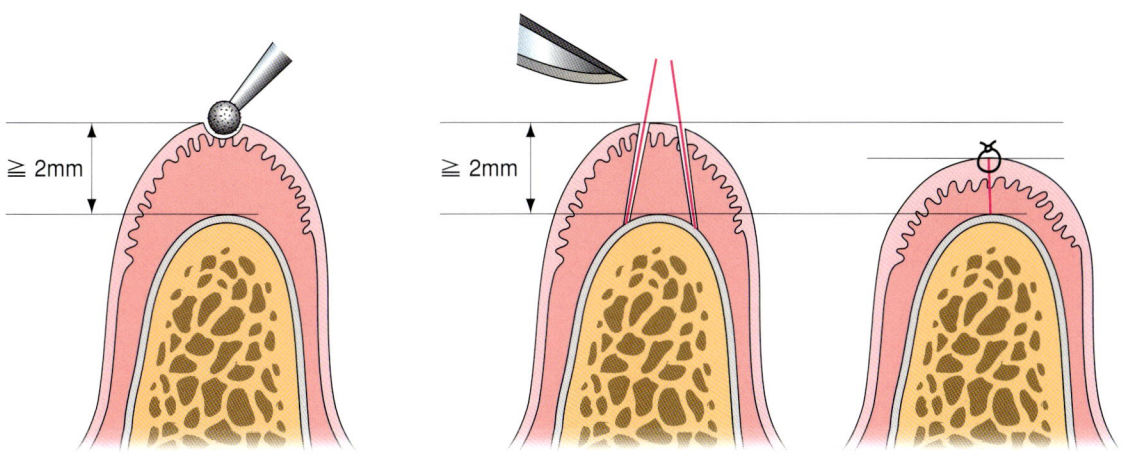

電気メス，ダイヤモンドバーによる削除　　　　ウェッジオペレーションによる歯肉切除

3-1 歯槽堤が過剰または肥厚している場合で，軟組織が2mm以上存在すれば一般に軟組織の切除のみで要件を整えられる(茂野啓示ら：一から学ぶ歯周外科の手技．医歯薬出版，1997より引用)

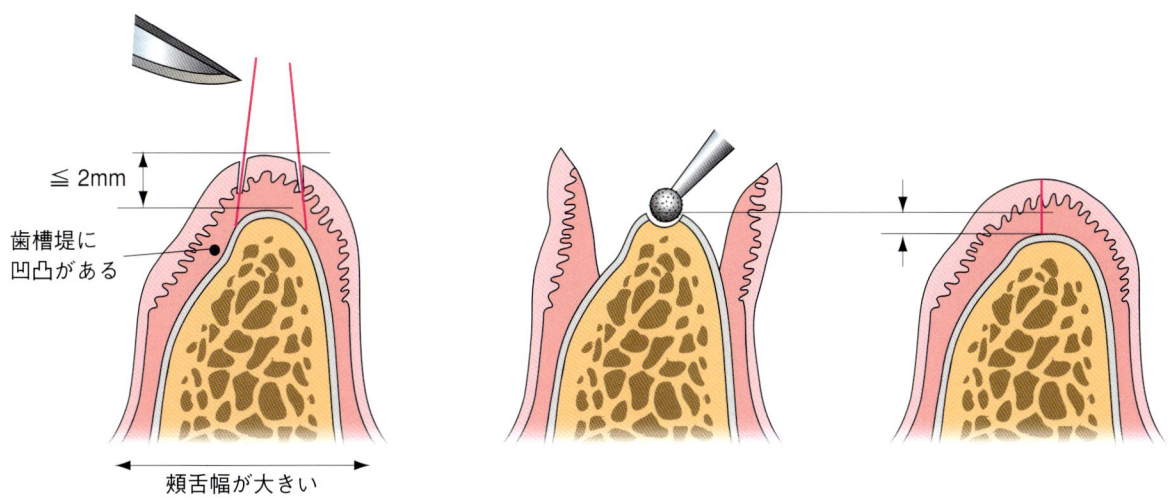

歯槽堤に凹凸がある　　　　　　頬舌幅が大きい

3-2 歯槽堤が過剰または肥厚している場合で，軟組織が2mm以下，または減少させたい量が軟組織の厚みを越えているときは歯槽骨整形を併用する(茂野啓示ら：同上より引用)

処置方法の選択は軟組織の厚みおよび減少させたい量により決定するが，一般的に軟組織が 2mm 以上存在する場合は軟組織の切除のみで要件を整えられる場合が多い(3-1)．軟組織が 2mm 以下，または減少させたい量が軟組織の厚みを越えている場合は歯槽骨整形を併用する必要がある(3-2)．

2 歯槽堤が吸収または欠損している場合(collapesed ridge)

Seibert(1983)は部分欠損部顎堤を三つに分類し，クラスが上がるほど難易度が高くなるとしているが，筆者はそれぞれの解決策を原則的に次のように考えている．

Seibertの欠損部歯槽堤の分類と対応
Class I ：ロール法(有茎結合組織移植)，上皮下結合組織移植法または骨，人工材料の移植
Class II ：上皮下結合組織移植法，遊離歯肉移植術または骨，人工材料の移植
Class III ：複数の術式を併用．シリコーンまたはレジンによる擬似歯肉の付与

以上は原則であり，近年の器材の発達，新たな手技の考案によりさまざまな解決法が考えられる．

また，歯槽堤増大術が欠損部に隣接する支台歯の歯周組織の環境を害することがあってはならない．そのために，欠損部歯槽堤に隣接した歯周ポケットや骨欠損は，歯槽堤増大術を行う前に徹底的に除去しておく必要がある．さらに，歯槽堤に隣接した支台歯周囲には外科処置や修復処置に耐えられるよう，あらかじめ十分な幅および厚さのある付着歯肉を確保しておくべきである(佐藤 1992)．

(1) 軟組織による歯槽堤増大
軟組織による歯槽堤増大における術式は大別すると次のようになる．
①有茎結合組織移植(3-3)
②遊離歯肉移植(3-4)
③上皮下結合組織移植(3-5)

供給側としては，通常上顎小臼歯から第一大臼歯口蓋部が用いられるが(3-6)，フラップ手術や臨床歯冠長延長術などの歯周外科時に除去した軟組織を移植片として用いる等の工夫をする必要がある(3-7)．それでも供給組織の量に限界があり，欠損が大きい場合には各種移植法を併用したり(3-8)，複数回の手術を必要とする場合がある．

また，他の治療と同様に慎重な診査・診断および診断用のワックスアップが重要であり，プロビジョナルレストレーションやサージカルガイドを利用し，増大する組織の量や形態の指標とする．

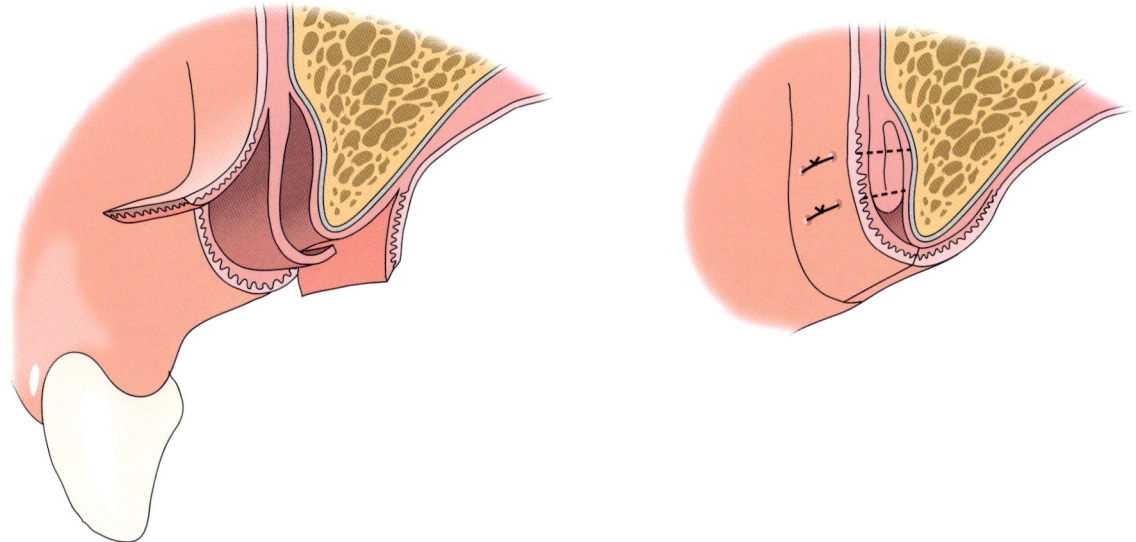

3-3 代表的な有茎結合組織移植であるロール法の術式(茂野啓示ら：一から学ぶ歯周外科の手技. 医歯薬出版, 1997 より改変引用)

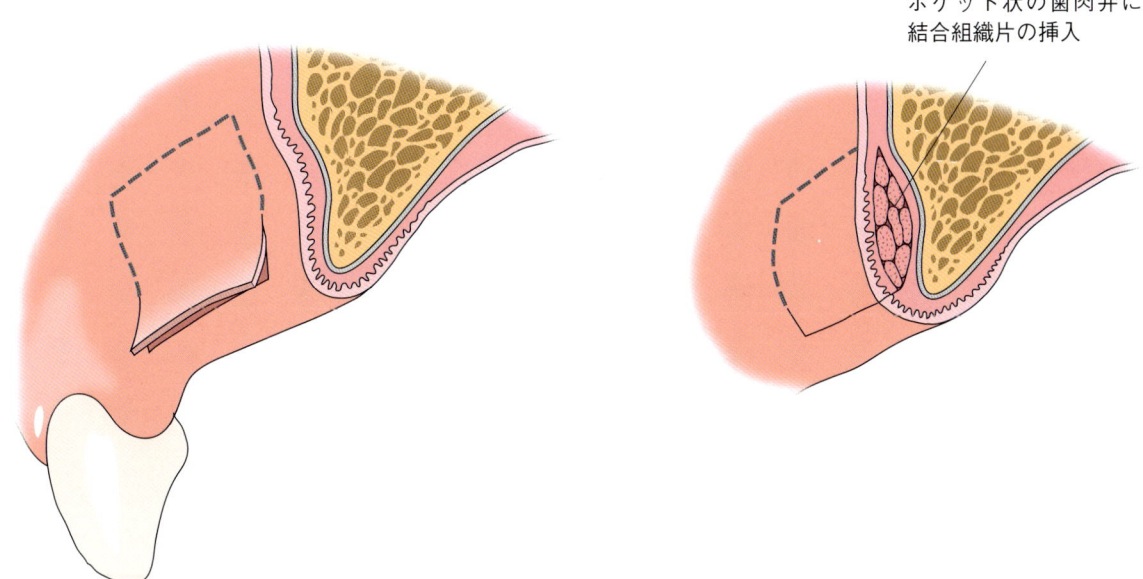

ポケット状の歯肉弁に結合組織片の挿入

3-4 代表的な遊離歯肉移植術であるエンベロップ法の術式(茂野啓示ら：同上より改変引用)

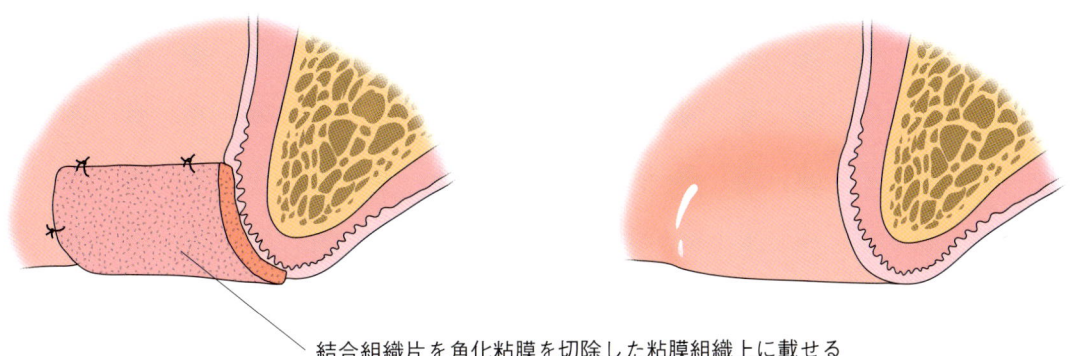

結合組織片を角化粘膜を切除した粘膜組織上に載せる

3-5 代表的な結合組織移植であるオンレーグラフト法の術式．受容側の角化粘膜は切除しておく(茂野啓示ら：同上より改変引用)

3-6 移植組織の採取方法と採取部位の処置

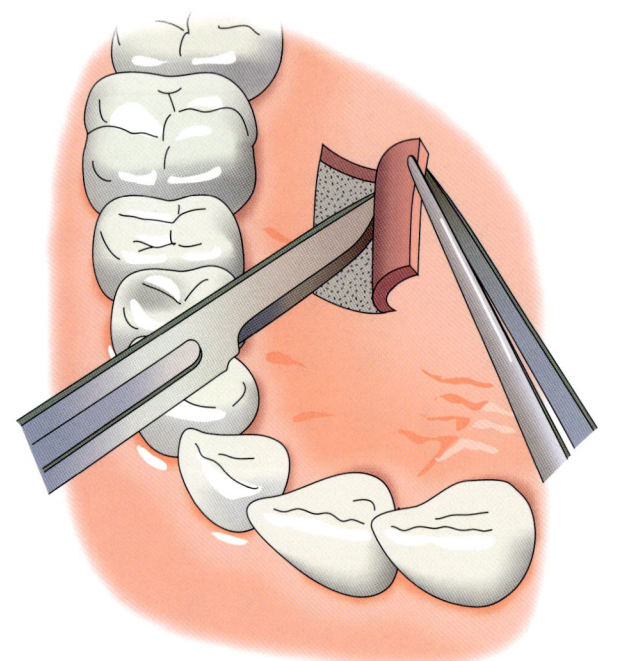

遊離歯肉移植片の採取方法

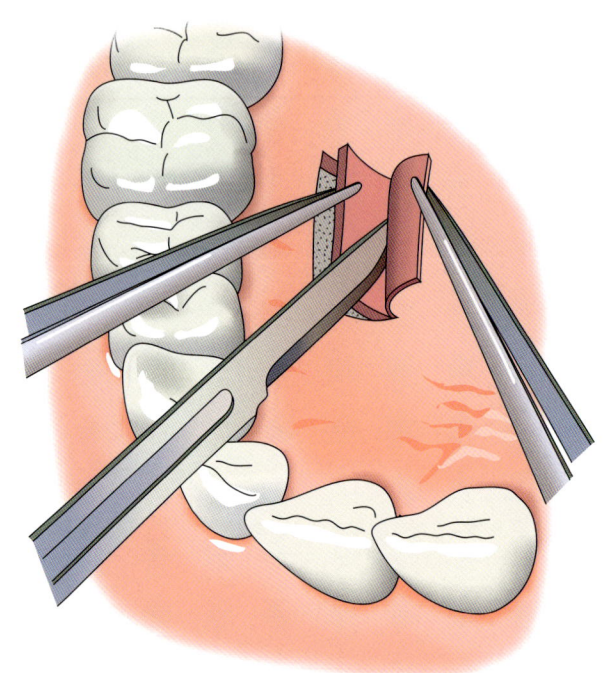

遊離結合組織移植片の採取方法

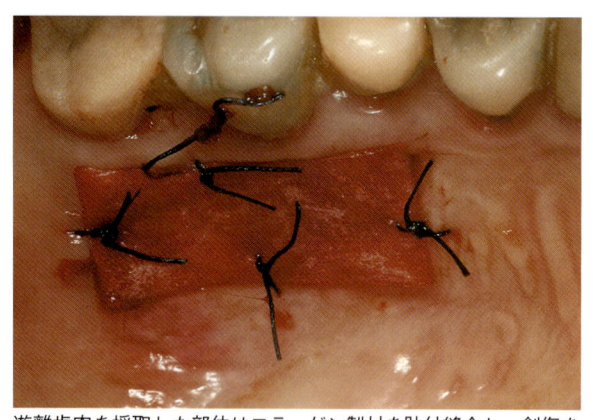

遊離歯肉を採取した部位はコラーゲン製材を貼付縫合し，創傷を保護する．写真はテルダーミス（テルモ社）

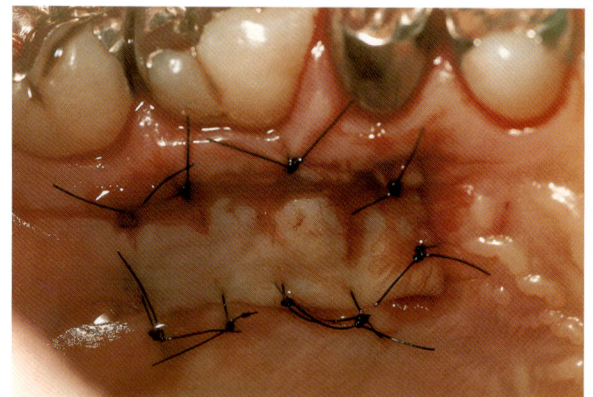

上皮下結合組織を採取した部位は有茎弁を元に戻し縫合する

（2）硬組織による歯槽堤増大

硬組織による歯槽堤増大における供給側としては，通常上顎結節部，下顎第二大臼歯遠心部または下顎枝，オトガイ部が用いられるが，供給側を必要としない利点から人工骨も用いられる．人工骨は感染に対する危惧が完全に払拭されているとは言い難い面もあるが，術後の吸収がないという利点もある．いずれにせよ，患者との十分なコンセンサスを得た後に術式を選択すべきである．

① GBR 法（guided bone regeneration）（3-9）

3-7 Seibert Class I 顎堤の増大処置

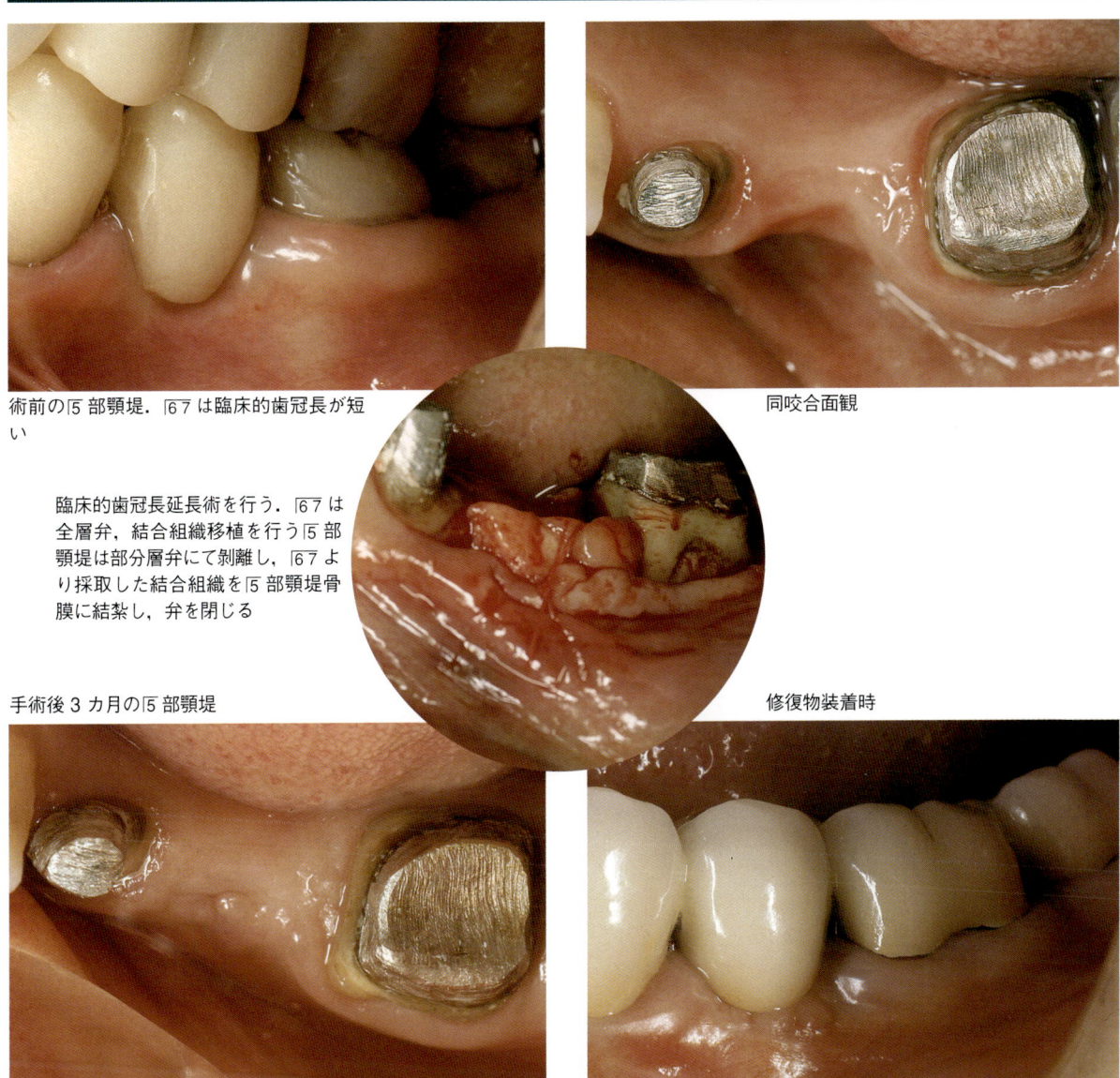

術前の|5部顎堤.|67は臨床的歯冠長が短い

同咬合面観

臨床的歯冠長延長術を行う.|67は全層弁,結合組織移植を行う|5部顎堤は部分層弁にて剥離し,|67より採取した結合組織を|5部顎堤骨膜に結紮し,弁を閉じる

手術後3カ月の|5部顎堤

修復物装着時

　②骨移植法(bone graft)または人工骨移植法(artificial bone graft)(3-10 〜 12)
　③リッジエクスパンション(ridge expansion)
　④加骨延長術(distraction osteogenesis)

（3）軟組織と硬組織を併用した歯槽堤増大
　軟組織と硬組織併用による歯槽堤増大術は硬組織のみでは十分な増大ができない場合や硬組織による増大術後の細かな修正のために行う.

3-8 Seibert Class III 顎堤の増大処置

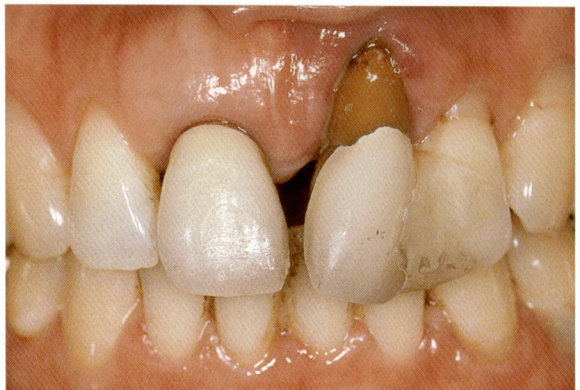
術前の状態

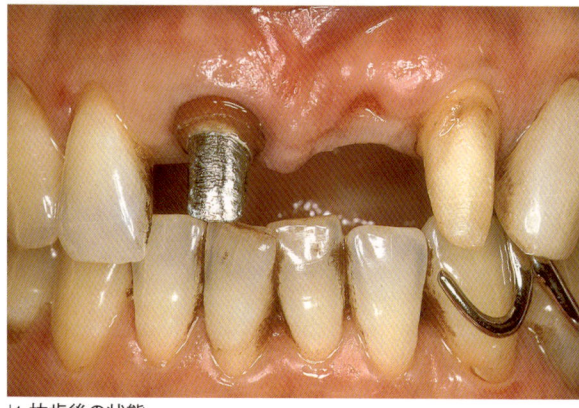
|1 抜歯後の状態

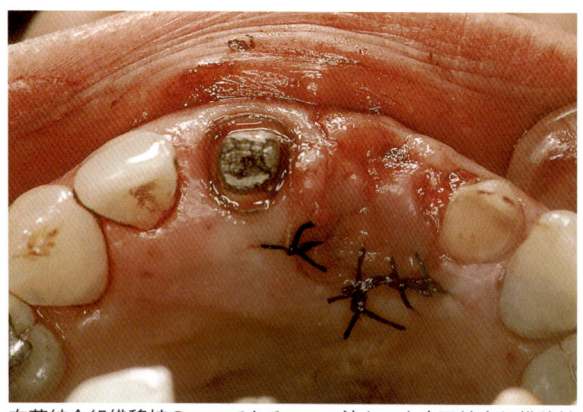
有茎結合組織移植の一つであるロール法と，上皮下結合組織移植を併用して歯槽堤増大術を行う

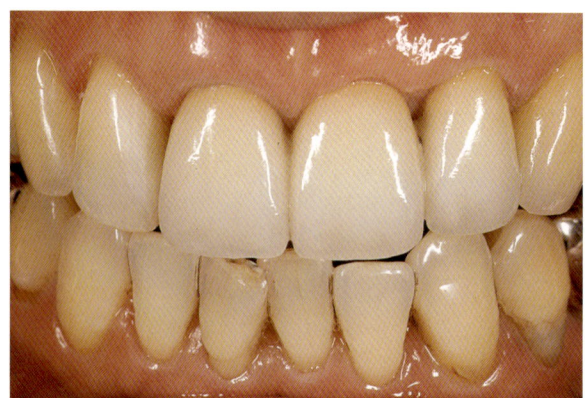
術後の正面観

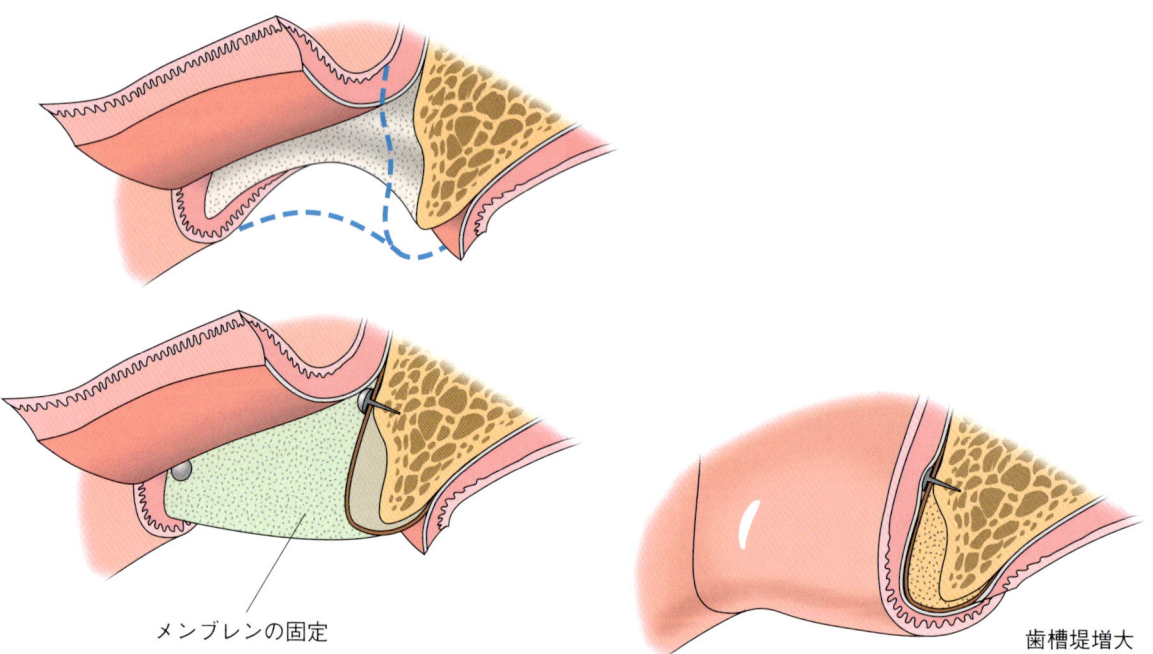
メンブレンの固定　　　歯槽堤増大

3-9 硬組織による歯槽堤増大— 1．GBR 法（guided bone regeneration）（茂野啓示ら：一から学ぶ歯周外科の手技．医歯薬出版，東京，1997．より改変引用）

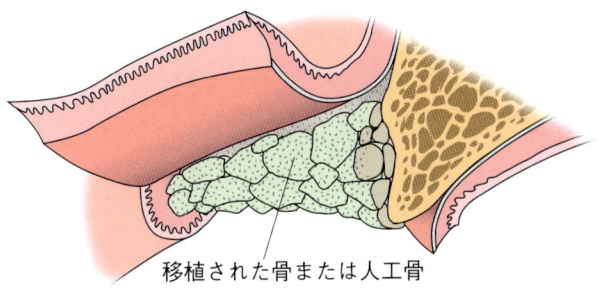
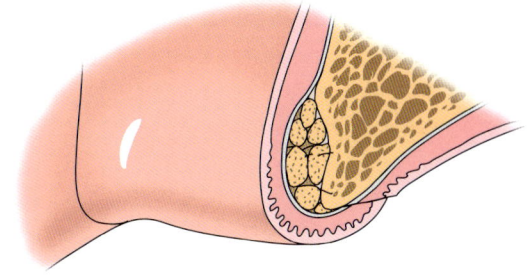

移植された骨または人工骨

3-10 硬組織による歯槽堤増大—2．骨移植法（bone graft）または人工骨移植法（artificial bone graft）（茂野啓示ら：一から学ぶ歯周外科の手技．医歯薬出版，東京，1997．より改変引用）

3-11　GBRと人工骨移植による歯槽堤増大処置

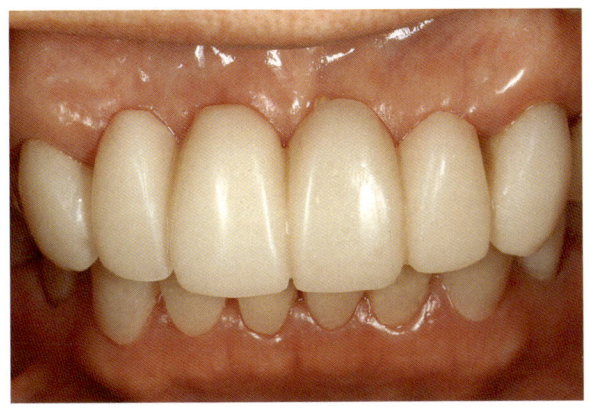
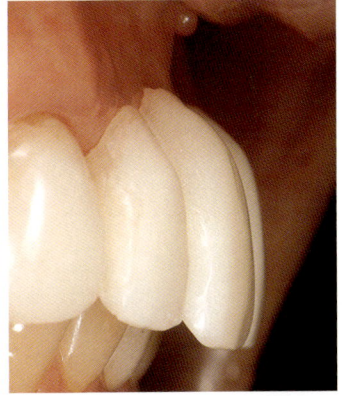

術前．SeibertのClass IIIであり不足量は大きい

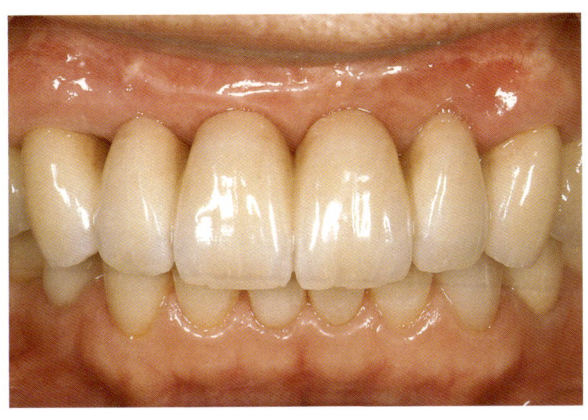
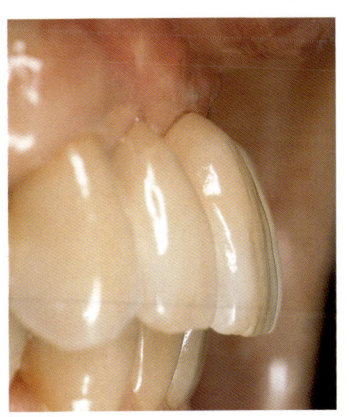

修復物装着時．完全に満足できる状態ではないが，改善されている

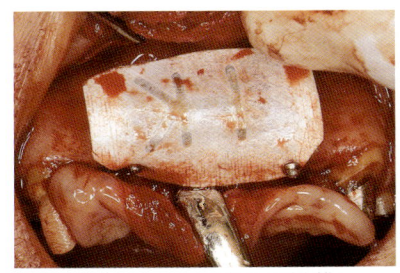
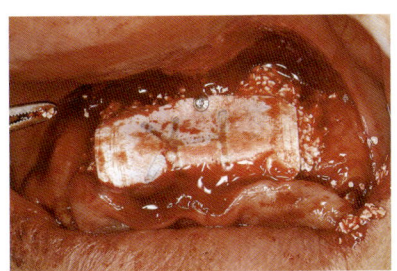
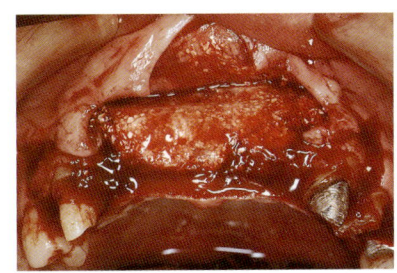

欠損部（2＋2）を全層弁にて剥離し，e-PTFE膜（ジャパンゴアテックス社）を賦形，適合させる

移植部にディコルチケーションを行い，e-PTFE膜により作られた空間に人工骨（BONEJECT：高研社）を塡入し，十分な血液で満たす

術後6カ月，e-PTFE膜を除去した状態

3-12 人工骨の移植による歯槽堤増大処置

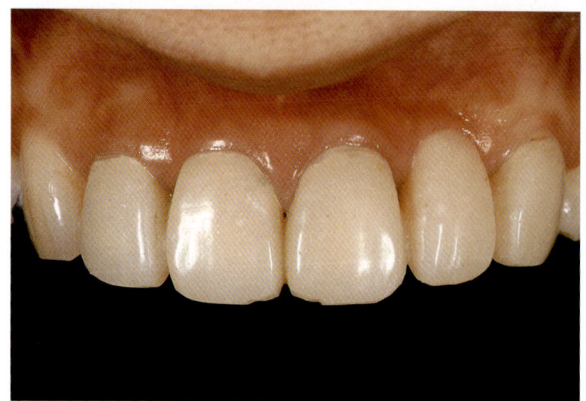

術前の正面観．|2を歯根破折のため抜歯し，直後にオベイトポンティックを装着したが，唇側の硬組織がなかったために欠損部顎堤が退縮している．欠損量は少ないが，SeibertのClass Ⅲである

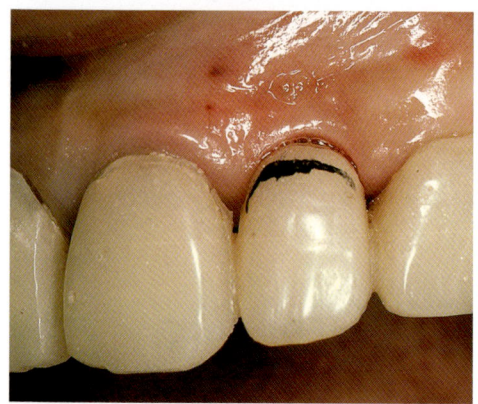

プロビジョナルレストレーションを参考に造成量を決定する

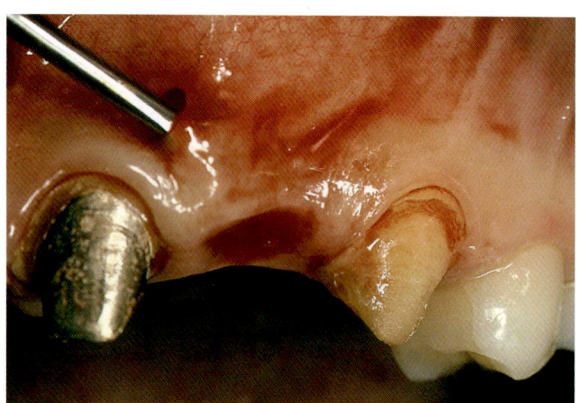

縦切開を入れ，全層弁のポケットを形成する

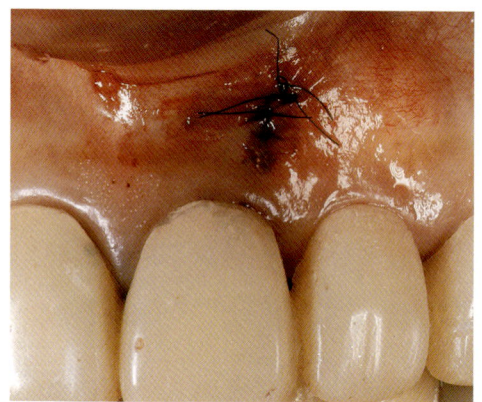

全層弁のポケットに人工骨を塡入し，歯槽堤増大術を終了する

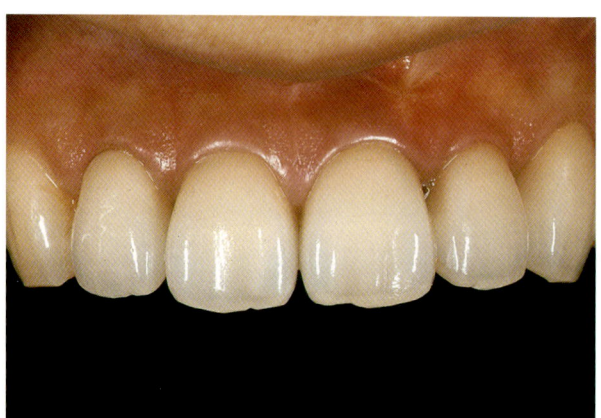

修復物装着後3年の正面観

3-13 抜歯即時の人工骨移植による歯槽堤増大

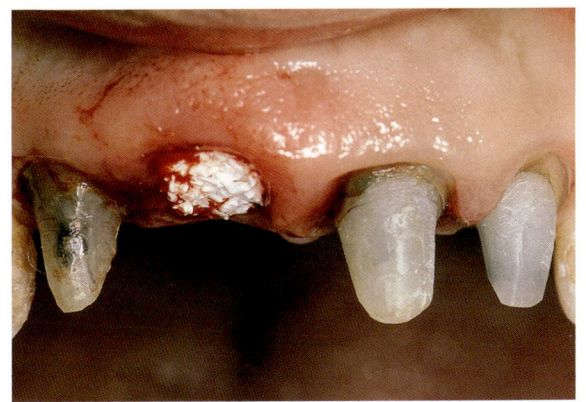
抜歯と同時に人工骨を塡入する

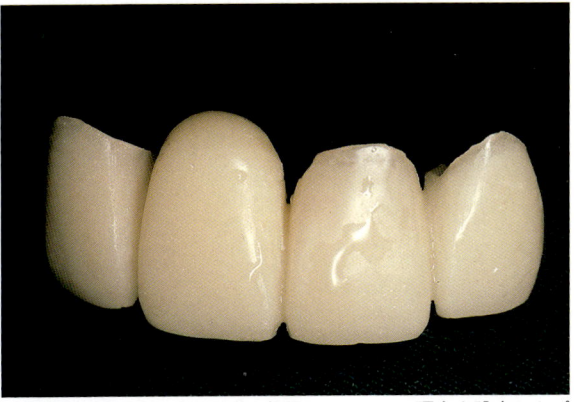
理想的歯肉縁より1.5mm深い位置にオベイトの頂点を設定したプロビジョナルレストレーション

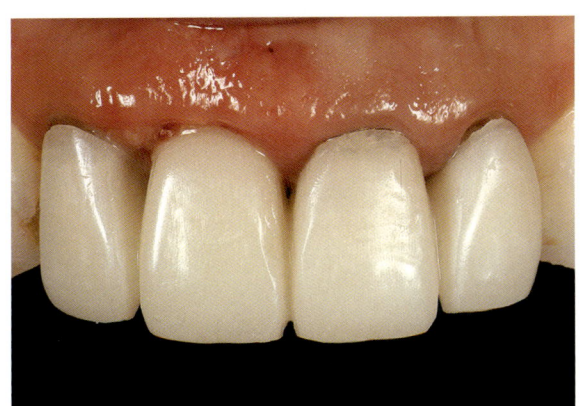
抜歯当日にプロビジョナルレストレーションを装着した正面観

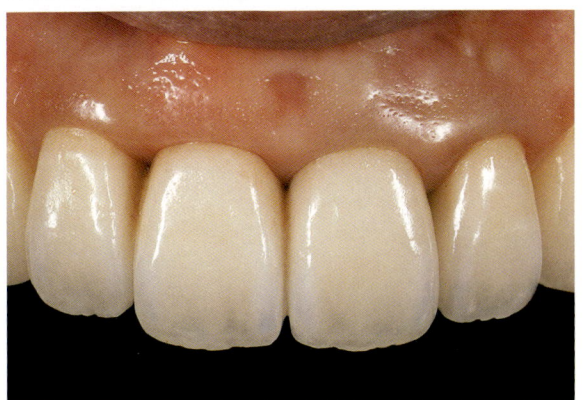
修復物装着時の正面観．抜歯後4カ月

(4) 抜歯時における対応

Kois(1994)は新鮮抜歯窩に配慮すべき原則を次のように述べている．

①唇側は最低2mm後退すると予測する
②歯間乳頭(隣接歯の骨頂から遊離歯肉縁)は3〜4mmになると予測する
③唇側と隣接部の骨に触れてはならない
④唇側と隣接部の組織をサポートする
⑤治癒期間を3カ月とする
⑥矯正および歯槽堤増大術のオプションを考慮する
⑦抜歯即時インプラントを考慮する

特に留意すべきは，③の周囲組織にダメージを与えないことと，④の抜歯直後から周囲組織をプロビジョナルレストレーションによりサポートすることである．抜歯時に硬組織の損失が大きい場合には，自家骨または人工骨による移植を考慮するが，炎症の程度，損失の大きさにより抜歯即時に行うか否かを判断する必要がある(3-13，14)．

(5) その他

何らかの理由で外科手術ができない場合，審美性や発音の改善のためにシリコーンまたはレジン製の歯肉補綴(3-15)を用いる．

3-14 抜歯後の人工骨移植による歯槽堤増大

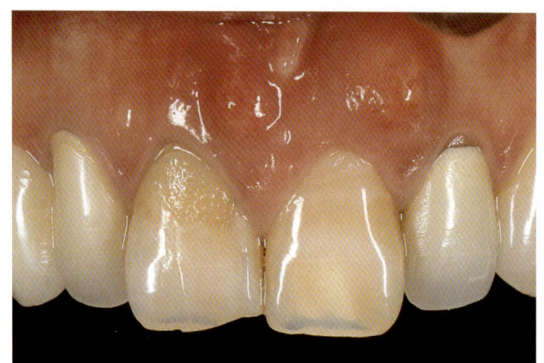

術前の正面観．炎症がひどく，|1 の硬組織は根尖部まで消失している

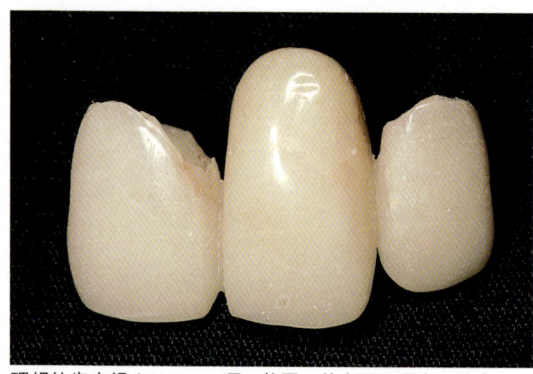

理想的歯肉縁より 3mm 深い位置に基底面の頂点を設定したプロビジョナルレストレーション

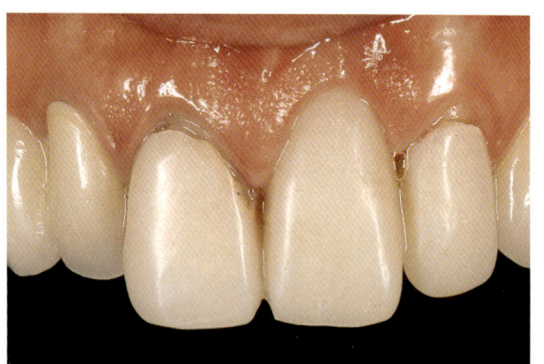

プロビジョナルレストレーション装着後 2 週間経過した正面観．軟組織は退縮しているが，炎症はコントロールされている

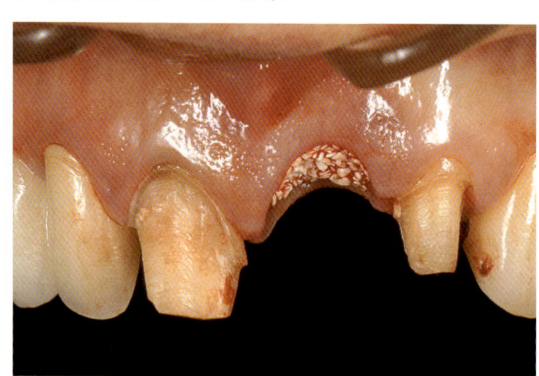

抜歯 2 週後に再度搔爬を行い，人工骨を塡入する

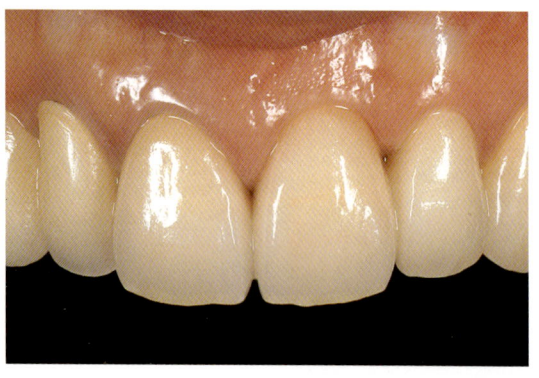

修復物装着時の正面観．抜歯より 6 カ月後

3-15 歯槽堤の欠損をレジン製の擬似歯肉で増大

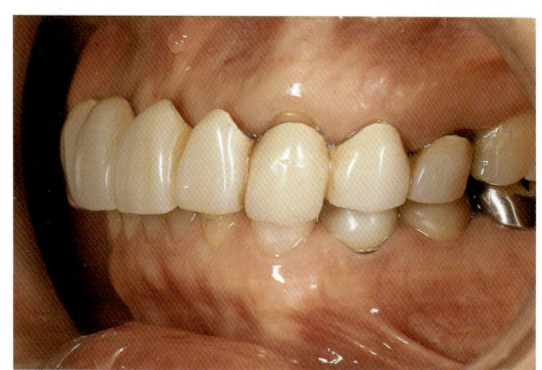

術前の側方面観

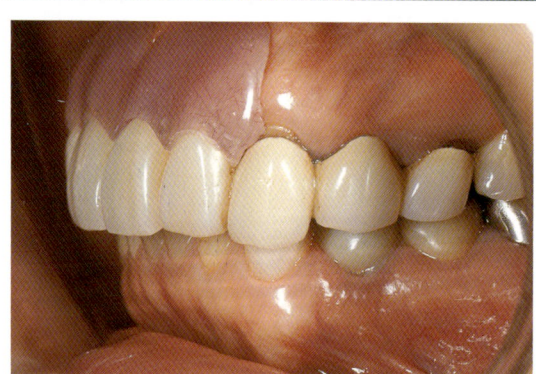

レジン製の歯肉補綴を装着した側方面観

4 オベイトポンティックの プロビジョナルレストレーション
Provisional restoration for ovate pontic

1 オベイト形態の決定プロセスにおけるプロビジョナルレストレーションの役割

1）診断用ワックスアップにより計画される歯槽堤形態とポンティック形態の調和

　歯槽堤の変形を認める場合には，歯槽堤増大処置を行った後から歯槽堤粘膜の形成を目的としてプロビジョナルレストレーションを用いる．また，オベイトポンティックを設計することが可能な歯槽堤については，プロビジョナルレストレーションの段階で歯槽堤に対する粘膜の切除などの必要な処置を行うことになる．そして，その状態を経時的に評価し，最終的にブリッジの製作をすることが可能であると判断されてはじめて印象採得に進むことができる．すなわち，あらゆるポンティック，歯冠修復物について，プロビジョナルレストレーションの段階における評価が不可欠である．

　歯槽堤増大処置などを駆使しても，オベイトポンティックを適用するために理想的な歯槽堤の形態をつくることは容易ではない．すなわち，抜歯直後でないかぎり歯槽骨，特に唇頬側歯槽骨は吸収し，歯槽堤形態は大きく変形していることが少なくない．そのため，ある程度まで形態を改善した歯槽堤に対してプロビジョナルレストレーションを通じて，望ましいオベイトポンティックの形態を評価，決定することが必要である．オベイトポンティックといえども，生理，清掃性，審美性を100％満足させる魔法の杖ではない．

　そこで，プロビジョナルレストレーションに先立つ診断用ワックスアップの段階で，まず歯槽堤とポンティックとの調和をどの程度のレベルで獲得することができるか，歯槽堤増大処置の術後の獲得目標を予測しながらおおよそ決定しておく．そうすれば，プロビジョナルレストレーションの段階でトラブルが発生するリスクを減らすことができるし，条件のそろわない歯槽堤に対してプロビジョナルレストレーションをむやみに修正することを避けることもできよう．

　この項では，さまざまな歯槽堤の形態に応じて処置されたオベイトポンティック形態の決定過程を，プロビジョナルレストレーションの役割を中心に解説する．

2）プロビジョナルレストレーションにより評価すべき要素

　オベイトポンティックの基底面形態を決定するためには，前述したように診断用ワックスアップの結果を参考に，プロビジョナルレストレーシ

ョンを用いて，下記に示す要素を評価したうえで形態を構築していく．

> ①歯槽堤粘膜に対して為害性がなく，かつポンティック下粘膜に適度な刺激となるポンティック基底面形態
> ②フロスによるプラークコントロールが可能な基底面形態
> ③隣在する支台歯歯頸線との調和がとれたポンティック下歯槽堤粘膜の位置と形態

特に，①と②の要素は，診断用ワックスアップでは判然としないためにプロビジョナルレストレーションの段階で評価・決定する．また，③は審美性に関する要素であり，もちろん評価をする要素であるが，その一方で，プロビジョナルレストレーションにより積極的に粘膜の形態を形成することも意味する．

2 オベイトポンティック基底面の形成

通常，抜歯後ある程度の期間を経過した歯槽堤は骨の吸収が進んでおり変形をきたしている．そのためここでは，まず歯槽堤増大処置を必要とする場合を例にとり，歯槽堤増大処置を行った際のプロビジョナルレストレーションの調整と歯槽堤粘膜の処置の方法に関して述べる．

1）歯槽堤形態の診査と診断

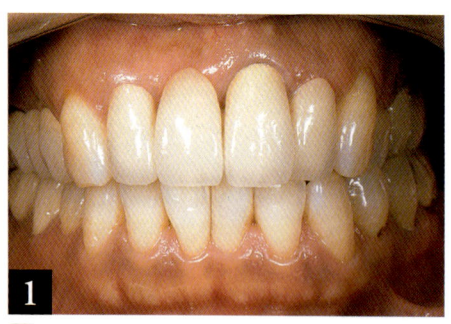 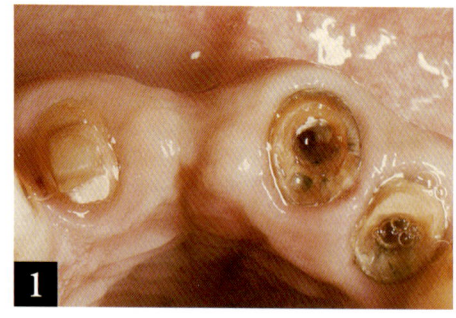

1 ②1①ブリッジが装着された術前の状態と，ブリッジを取り外して確認した歯槽堤の欠損状態．欠損状態は Seibert Class III で，水平的，垂直的に高度である

Seibert の分類に従って歯槽堤の欠損状態を診断する．ここで取り上げる症例の術前の状態は **1** のとおりであるが，②1①ブリッジを取り外してみると，垂直，水平的に骨吸収が著しい Class III であることが確認できた．

2）診断用ワックスアップによる治療目標の設定

診断用ワックスアップを行い．硬・軟両組織の欠損の三次元的な範囲と量を診断する（**2**）．同時に，どの位置に歯頸線を設定し，どのようなエマージェンスプロファイルを与え，歯間乳頭はどの位置まで必要となるのかを，併せて設計する．

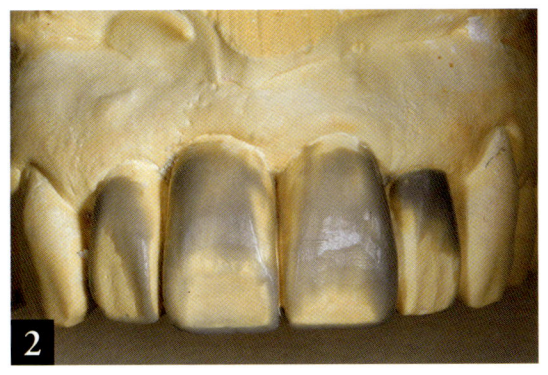

2 ブリッジが装着された状態で印象採得し、得られた模型上で、必要な部分を形成、不要な部分を削除する。これで、治療目標が三次元的な形態として得られる。実際の口腔内を処置してしまったら、やり直しはできないので、この段階で十分に検討を行う

その際は、歯冠修復治療における基本的な診査項目である顔貌や口唇との関係を診査し、基準とする。

3）歯槽堤の増大処置（硬・軟組織による）

①硬組織の増大処置

本症例は歯槽堤の骨吸収が著しく、軟組織のみでの再建は難しいため、歯槽骨を若木骨折させ、そのスペースに人工骨を塡入して歯槽堤の唇舌的なボリュームの増大を図る（**3**）。

術後に診断用ワックスアップをデュープしたプロビジョナルレストレーションを装着することにより、プロビジョナルレストレーション基底面で歯槽堤粘膜を支持して、理想的なオベイトポンティック基底面と粘膜形態を作製するための足がかりとする。

②歯槽堤軟組織の増大処置

硬組織による増大処置の治癒を待ち、この処置により目的とした唇舌的な歯槽堤増大の状態を評価する（**4**）。

次いで、唇側および歯冠側方向に対して歯槽堤を増大させるために、ロール法により結合組織移植を行う。この際に重要なことは、治癒後の結合組織の退縮量を考慮して多めに移植を行うため、歯冠側寄りに歯頸線を調整した（少し歯冠長が短い）オベイトポンティックのプロビジョナルレストレーションを装着することである（**5**）。このプロビジョナルレストレーション基底面をガイドとし歯槽堤粘膜の治癒を誘導することにより、まず、やや垂直的に高いレベルで卵形のポンティック基底面の陰型が形成される（**6**）。

3 最終的な形態を作り上げるための歯槽堤粘膜とプロビジョナルレストレーションの調整

前項で述べたように歯槽堤の形態がオベイトポンティックを調製するための条件を満たしたら、次には、プロビジョナルレストレーションを用いて歯槽堤粘膜の形態とオベイトポンティック基底面形態との調和を図るプロセスに移る。この場合、前述した歯槽堤増大処置を行った場合は、増大処置に伴いオベイトポンティック基底面形成のための歯槽堤粘膜の

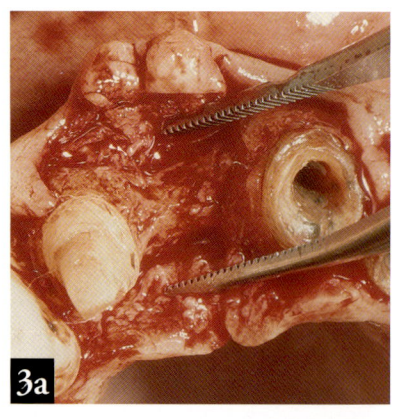
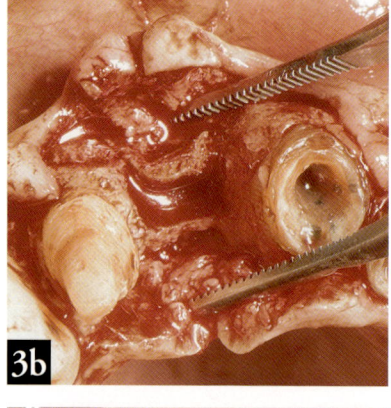
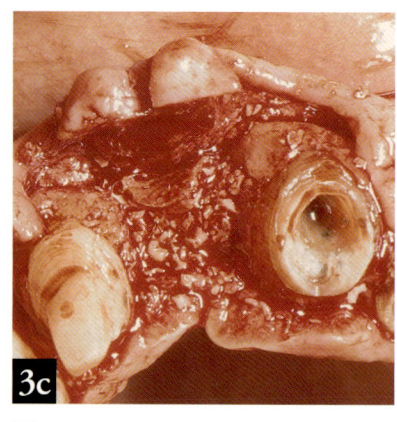

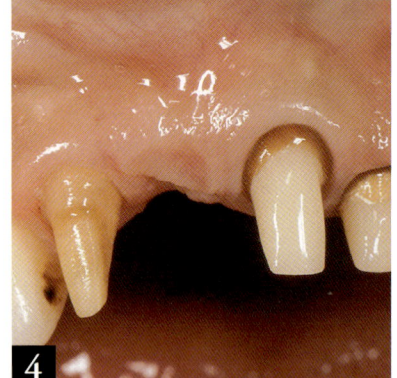
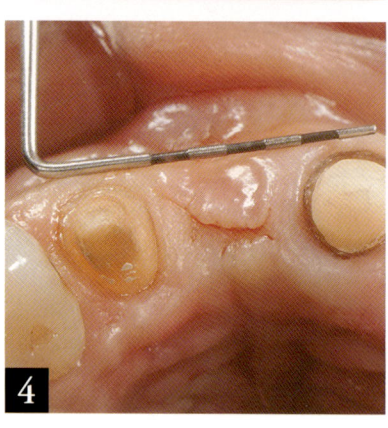

3 スプリットクレストによる歯槽堤硬組織の増大処置
a：粘膜を剥離した状態．唇舌的な著しい欠損が認められる，b：スプリットクレストを行い，必要とする唇舌的な幅を獲得する，c：形成されたスペースに人工骨を塡入する

4 歯槽堤硬組織増大処置の治癒を待ち，硬組織増大手術により目的とする歯槽堤の増大が得られたかどうか確認する．硬組織のみで十分に再建することが可能である場合はよいが，この処置のみでは不足する部分は軟組織により補う．この症例では，最初から軟組織とのコンビネーションを計画した

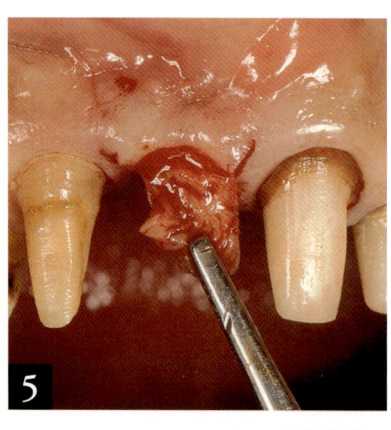
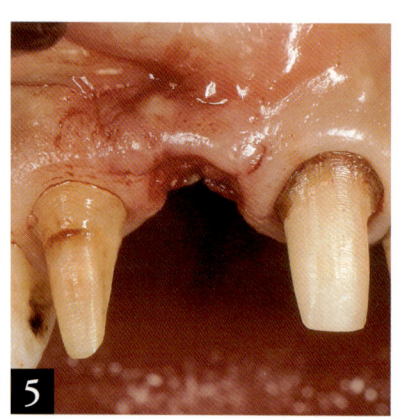
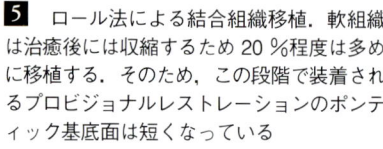
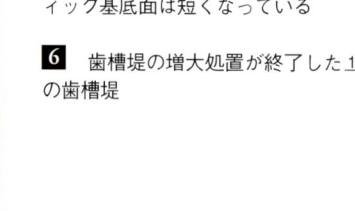

5 ロール法による結合組織移植．軟組織は治癒後には収縮するため20％程度は多めに移植する．そのため，この段階で装着されるプロビジョナルレストレーションのポンティック基底面は短くなっている

6 歯槽堤の増大処置が終了した1｣相当部の歯槽堤

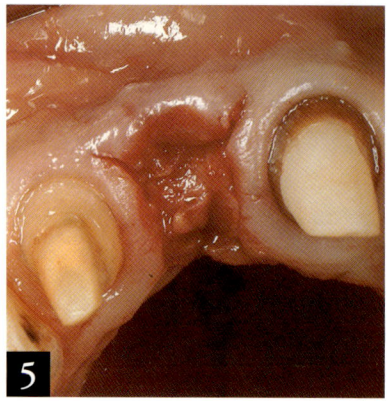
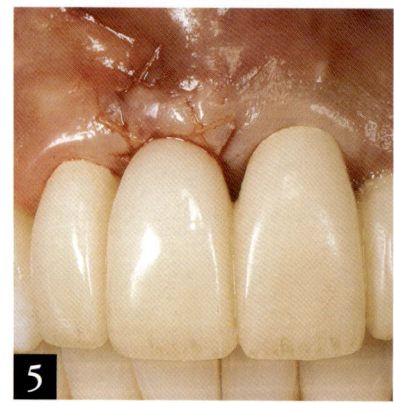
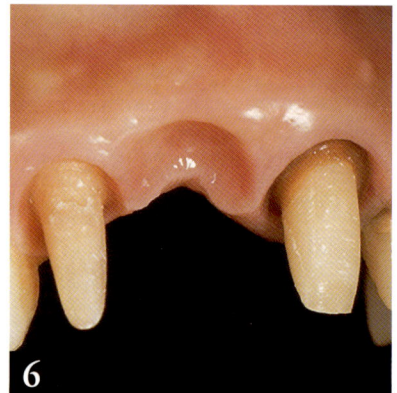

処置を行うが，歯槽堤増大処置が不要な場合はプロビジョナルレストレーションの段階で基底面に接触する粘膜を新たに削除(scrape)しなければならない．

このように歯槽堤増大処置の有無によりプロセスは異なるため，以下では，増大処置の有無に分けてプロビジョナルレストレーション調整のプロセスを示してみる．その前に，冒頭で簡単にふれたオベイトポンティック形態を規定する要素に関して，さらに具体的に整理しておく．

1）オベイトポンティックの形態を決定する3要素

オベイトポンティックの形態を決定する要素は，前述したように，生理的に問題がないこと，審美性が得られること，メインテンスがしやすいことである．

オベイトポンティックの形態を決定する要素

①生理的に問題がないこと（機能的であること）
②審美性が得られること
③メインテナンスしやすいこと

---

①生理的に問題がないこと（機能的であること）
・歯列間の連続性（調和）を図ることにより，発音を障害せず頬舌軟組織との均衡を保つ
・生理的で均一な機能圧を欠損部歯槽堤に与えることにより欠損部の骨吸収を防ぎ，粘膜形態を維持する

②審美性が得られること
・隣在歯との歯頸線の連続性を保つ
・擬似歯間乳頭によりブラックトライアングルを作らない
・ポンティック唇側擬似歯肉溝部にはティッシュサポーティングカントゥアを与えることにより，自然感を出すようなエマージェンスプロファイルを与え，断面形状がガルウィング形態となるようにする

③メインテナンスしやすいこと
・十分なメインテナンス管理とともにポンティック基底面に接する粘膜にプラークが付着しないようにフロスを使用することができる

2）ポンティックと歯槽堤粘膜の調整

A 歯槽堤増大処置を必要とする場合

この場合に関する解説は，前出の**症例1**〜**6**に基づき行う．

①歯槽堤の診査・診断と診断用ワックスアップ

7に再掲載するのが術前の状態であり，すでに述べたように欠損部はSeibertのClass III（34ページ参照）に分類される．これの印象から製作された模型上で診断用ワックスアップを製作する（**8**）．

9は歯槽堤増大処置が終了した時点で装着されたプロビジョナルレストレーションで，治癒に伴う粘膜の退縮を考慮して多めに移植しているため，その分ポンティック歯頸部の位置は歯冠側寄りに位置している．

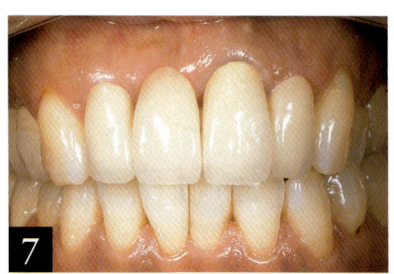
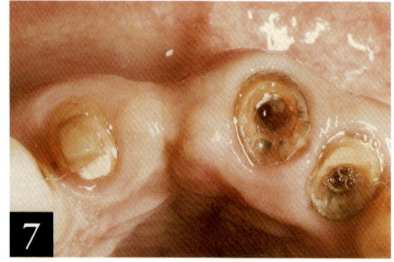

7 初診時の状態．歯槽堤の欠損はSeibert Class III

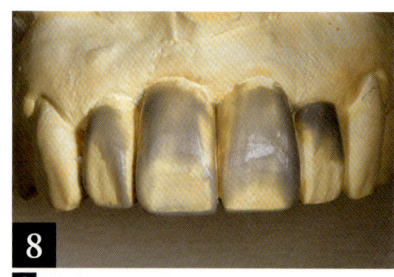

8 診断用ワックスアップ

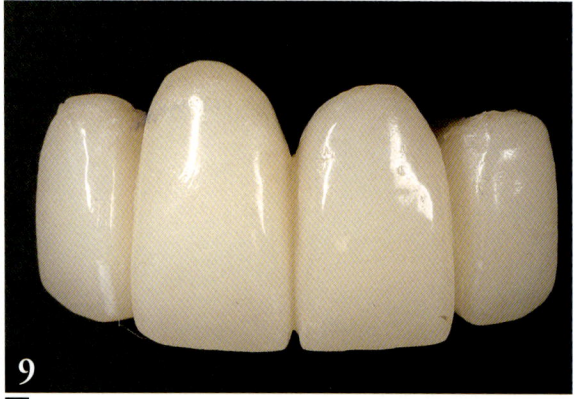
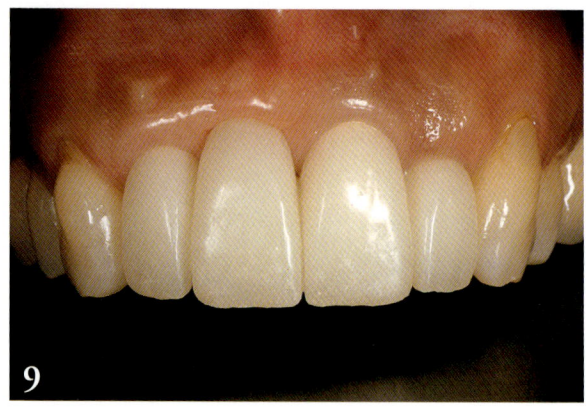

9 歯槽堤増大処置直後に装着されたプロビジョナルレストレーション．当初1|ポンティック基底面は歯冠側寄りに設計された

②修正第1段階——隣在歯歯頸線との連続性を保つ

1|歯槽堤粘膜が治癒し歯肉が退縮したら，1|歯頸線との連続性が得られるように1|ポンティックをおおよそ修正する．これは，反対側同名歯の歯肉縁とポンティック下の粘膜部を相似形にすることにより実現される（**10**）．

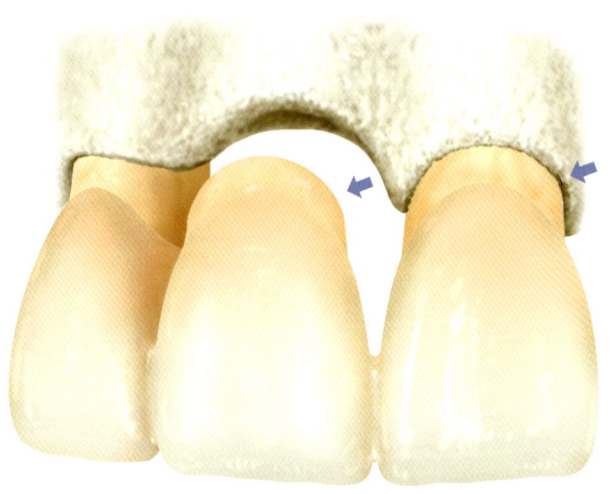

ポンティック基底部の形状（←）と歯肉辺縁の歯根形状（←）を類似させる

10
ポンティック下粘膜と隣在歯歯肉縁の位置と形状を一致させることを目標にポンティック基底面を追加修正する

③修正第 2 段階——粘膜に対する生理的な加圧

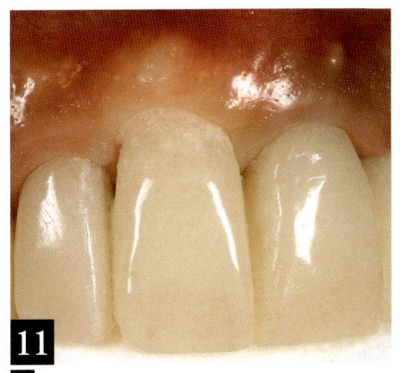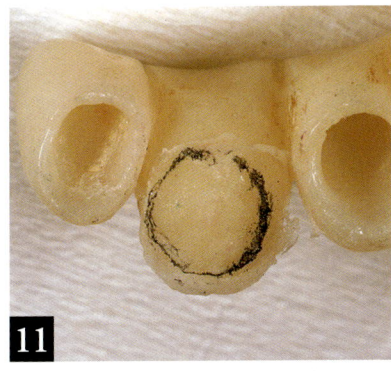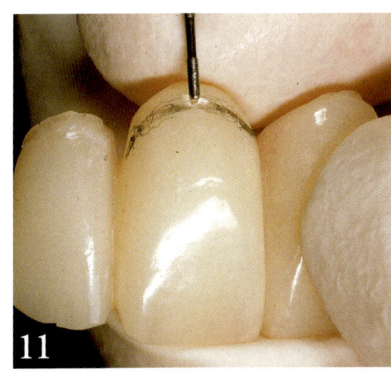

11 ポンティック基底面にレジンを追加修正して粘膜の貧血状態を観察し，これが約 5 分以内に消失するようであれば，生理的な範囲内の圧が加わっていると判断する．この写真では 5 分以内に貧血帯が消失しなかったため，わずかに修正した．黒くマーキングしたラインが目標とする粘膜の位置である

　生理的な範囲内で均一な機能圧を欠損部歯槽堤に与えることにより欠損部の骨吸収を防ぎ，粘膜形態を維持する．このための目安としては，ポンティック基底面が歯槽堤粘膜を圧迫しても約 5 分以内に貧血帯（ブレンチング）が消失すれば生理的に問題がないと判断する．

　ポンティック圧が強い場合は歯肉縁部をマーキングして，プローブ等で確認しながら修正する（**11**）．また，ポンティック基底面全体に均一に機能圧がかかるように注意しなければならない．**12**は，ポンティック基底面を修正後にブレンチングが消失した状態である．

　ポンティックの歯槽堤粘膜へ挿入する深さは，粘膜辺縁から 1～1.5mm とする．また，粘膜の厚みは 1mm 以上ないと壊死を引き起こすことがあるので注意する（**13**）．

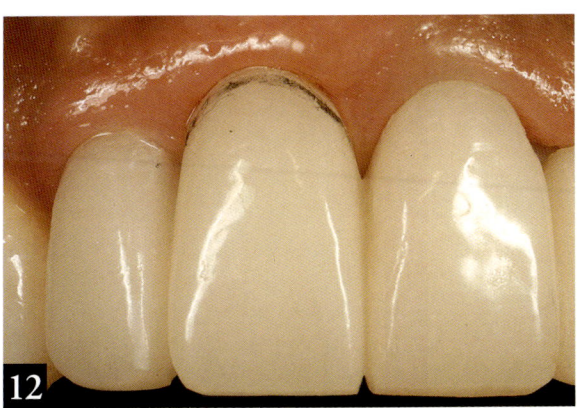

12 修正後に生理的な範囲内の圧で装着されているプロビジョナルポンティック

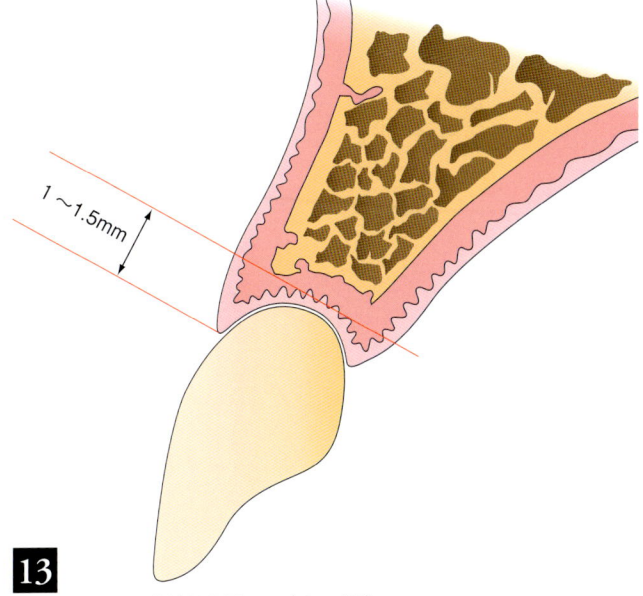

13 ポンティックの歯槽堤粘膜への陥入の基準

④修正第3段階——隣在歯との歯頸線の連続性を形成する

ポンティック基底面の形態を粘膜の誘導面として，さらに細部にわたり歯頸線や歯肉の厚みなど連続性を隣在歯との間に形成する．これにより，欠損部に自然感を与え，審美性が得られる(**14**)．

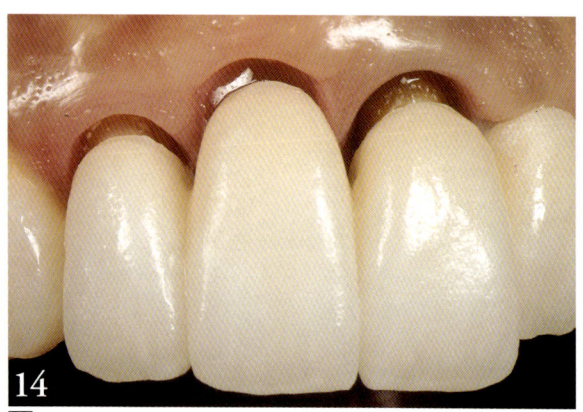
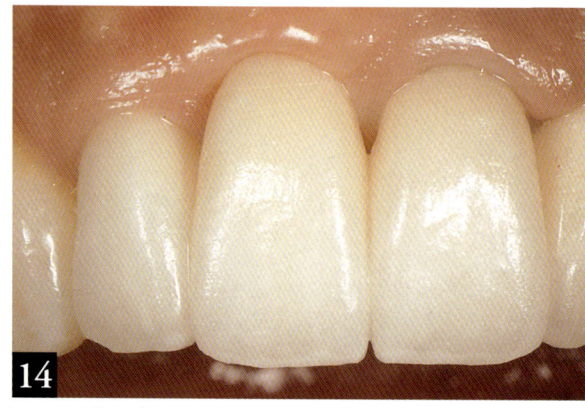

14 粘膜の治癒後にも組織の改造に合わせてプロビジョナルレストレーションの形態を修正し，欠損部と支台歯部（歯と周囲組織）の形態の調和をさらに求めていく

⑤修正第4段階——擬似歯間乳頭によりブラックトライアングルを作らない

コンタクトエリア—骨頂間距離と歯間乳頭歯肉との関係に関するTarnowの研究(**15**)を参考としてコンタクトエリアの位置と大きさを修正する．

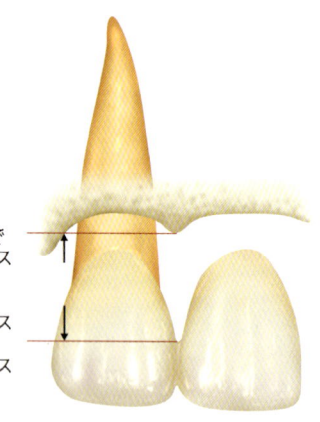

コンタクトから骨頂まで
＜5mm ブラックスペース発生しない
6mm 44％の症例にブラックスペース
7mm 63％の症例にブラックスペース発生

15 天然歯におけるコンタクトエリア，骨頂間距離と歯間乳頭歯肉との関係(Tarnow 1992 参考)

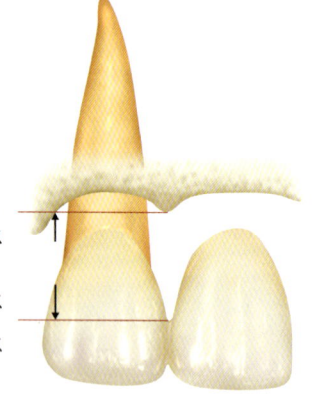
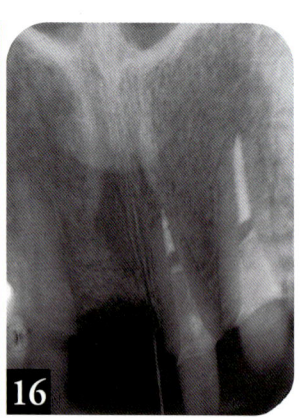

16 1)欠損部と支台歯間にある骨頂部の位置を計測する

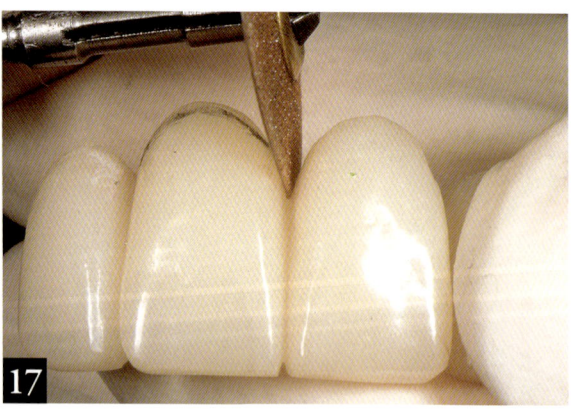

17 プロビジョナルレストレーションのコンタクトエリアの位置を歯冠側寄りに修正する

本症例では1]欠損部の両隣接面に歯槽骨頂が存在するため，骨頂の診査を行い(**16**)，歯槽骨頂からコンタクトエリアまでの距離が3〜4mmになるようにプロビジョナルレストレーションを調整する(**17**)．

⑥修正第5段階——唇側粘膜とポンティック歯頸部との関係をガルウィング形態とする

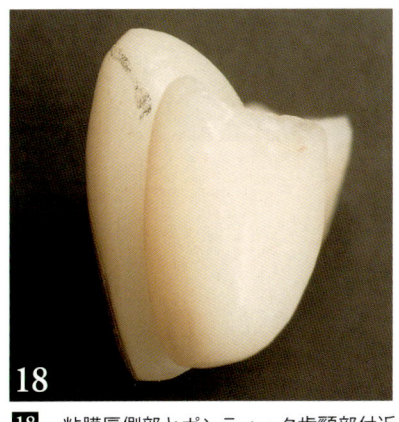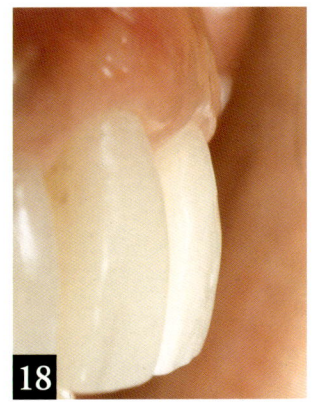

18 粘膜唇側部とポンティック歯頸部付近とがガルウィング状で，なおかつ隣在歯と調和するようにプロビジョナルレストレーションを修正している

　ポンティック唇側の擬似歯肉溝部にはティッシュサポーティングカントゥアを与えることにより，自然感に富むエマージェンスプロファイルを与える．このような粘膜とポンティックとの形態を付与すると，その断面はガルウィング形態を呈する(**18**)．このように天然歯と類似したサブジンジバルカントゥアを欠損部唇側擬似歯肉溝部に与えることにより自然感が得られ，同時にプラークの侵入を防ぐことができる．

⑦修正第6段階——ポンティック基底面のメインテナンスができるようにする

　メインテナンスがしやすいように，プロビジョナルレストレーションのポンティック基底面はハイポリッシュにして滑沢な面に仕上げる(**19**)．ポンティック基底面を染め出してこの確認を行い(**20**)，染め出された場合には，その程度に応じてプロビジョナルレストレーションのポンティック基底面を調整し仕上げる．

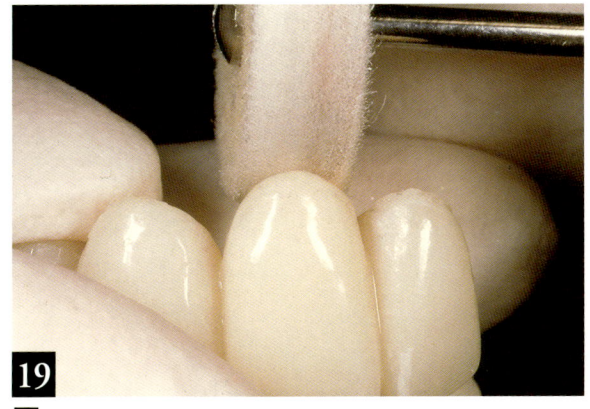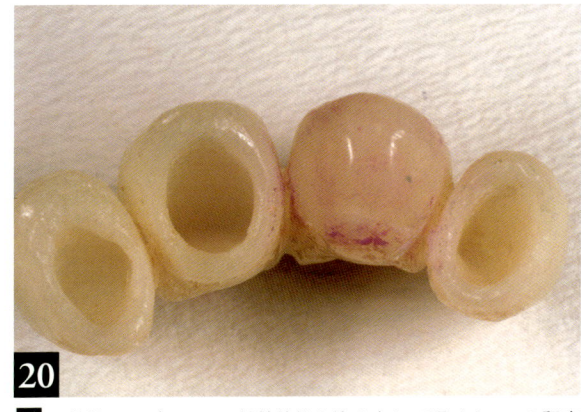

19 ポンティック基底面の形態が決定したら，メインテナンスがしやすいようにハイポリッシュに仕上げる

20 装着してプラークの付着状態を染め出して調べる．この程度であれば問題はないといえる

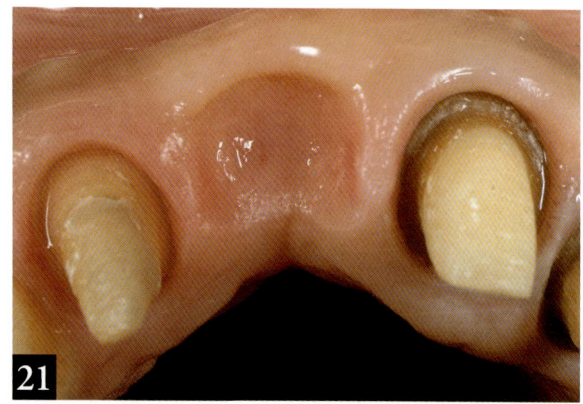
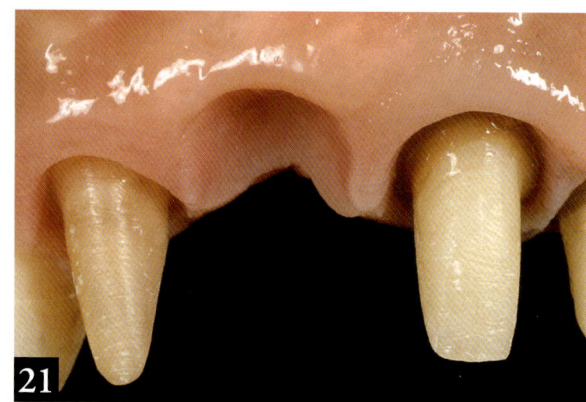
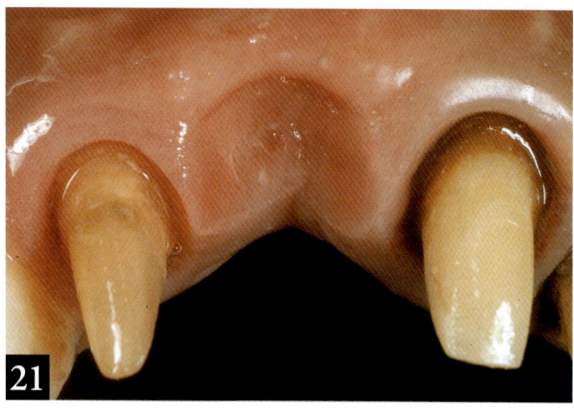

21 プロビジョナルレストレーションの段階を経て終了した歯槽堤粘膜の処置．この段階で，最終的なブリッジ製作のためのステップに移行することができる

　このようにして，プラークの侵入が少なく炎症を生じないオベイトポンティックと歯槽堤粘膜の関係を形成することができる（**21**）．

⑧最終印象・ブリッジ完成・仮着・装着

　オベイトポンティック下の歯槽堤粘膜はプロビジョナルレストレーションにより形態が支持されており，プロビジョナルストレーションを取り外して圧が解放されると，2～3分くらいで変形してしまう．そのため，適正に形態が維持された状態を模型上に再現するために，印象採得に際しては，それまでに製作していたプロビジョナルレストレーションを活用して，そのポンティック基底面に印象材を築盛して，あたかもポンティックのための個歯トレーのようにして印象を採得する（**22**）．

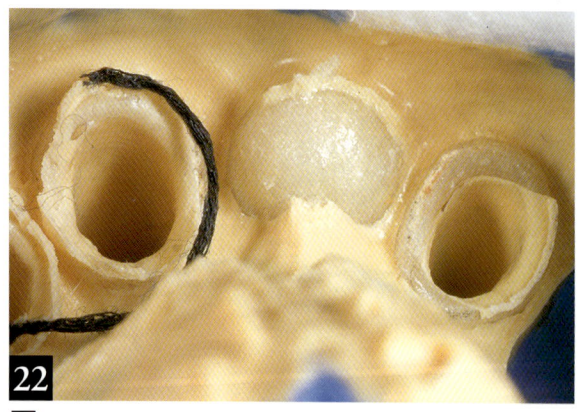
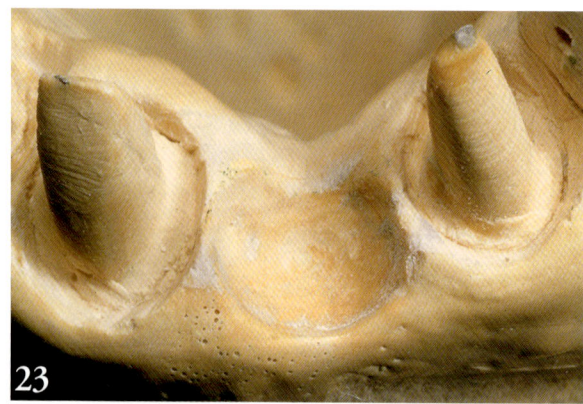

22 ポンティック基底面で形態が維持されていた基底面下の歯槽堤粘膜の形態をそのままに印象を採得するために，ポンティックを取り込んで基底面に印象材を塗布して最終印象を採得する

23 完成した模型

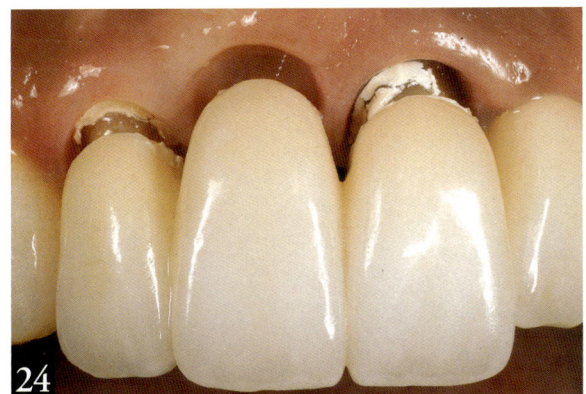

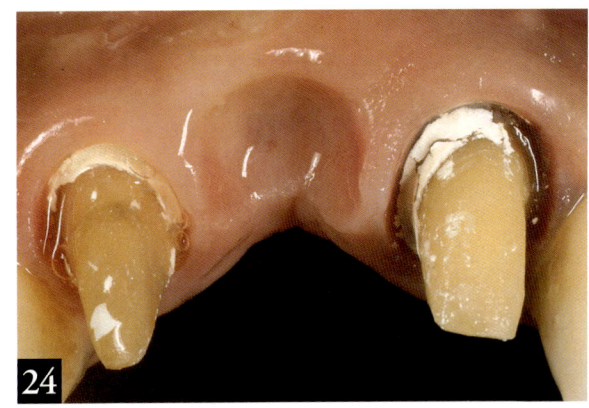

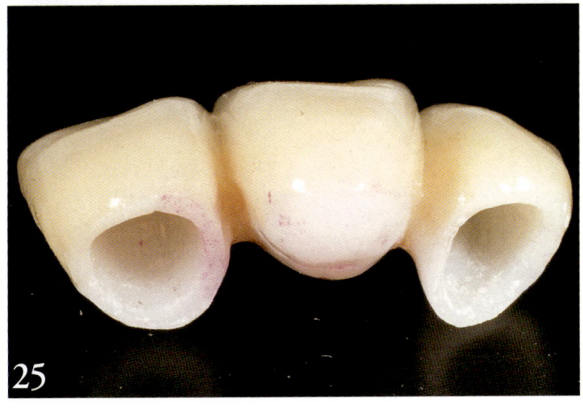

24 ②1|① オールセラミックブリッジ仮着時の状態．粘膜や歯肉の炎症の有無，審美性などを確認する

25 特にポンティック基底面のメインテナンスの程度を予測する意味での染め出しも必要である

23はポンティック基底面取り込み印象にて得られた模型であるが，軟組織の形態が正確に再現されている．

完成したオールセラミックブリッジを仮着し，粘膜への加圧の程度，歯頸線の調和などを確認する（24）．また，ポンティック基底面に対するプラークの付着状態を染め出して確認する．25に示すようにプラークの沈着はみられない．

この状態を確認したうえで②1|① Empress 2 によるオールセラミックブリッジと|2 オールセラミッククラウンが装着された（26）．

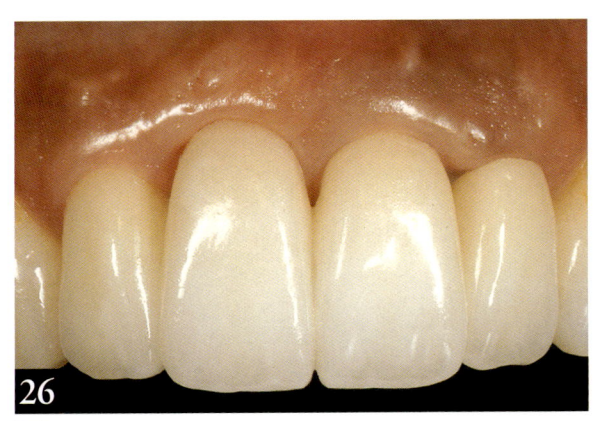

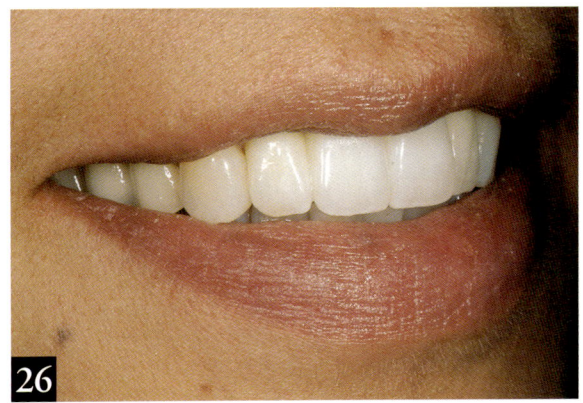

26 オールセラミックブリッジとクラウンが装着された状態

B 歯槽堤増大処置を必要としない場合（プレインプレッションテクニック）

①歯槽堤の診査・診断と診断用ワックスアップ

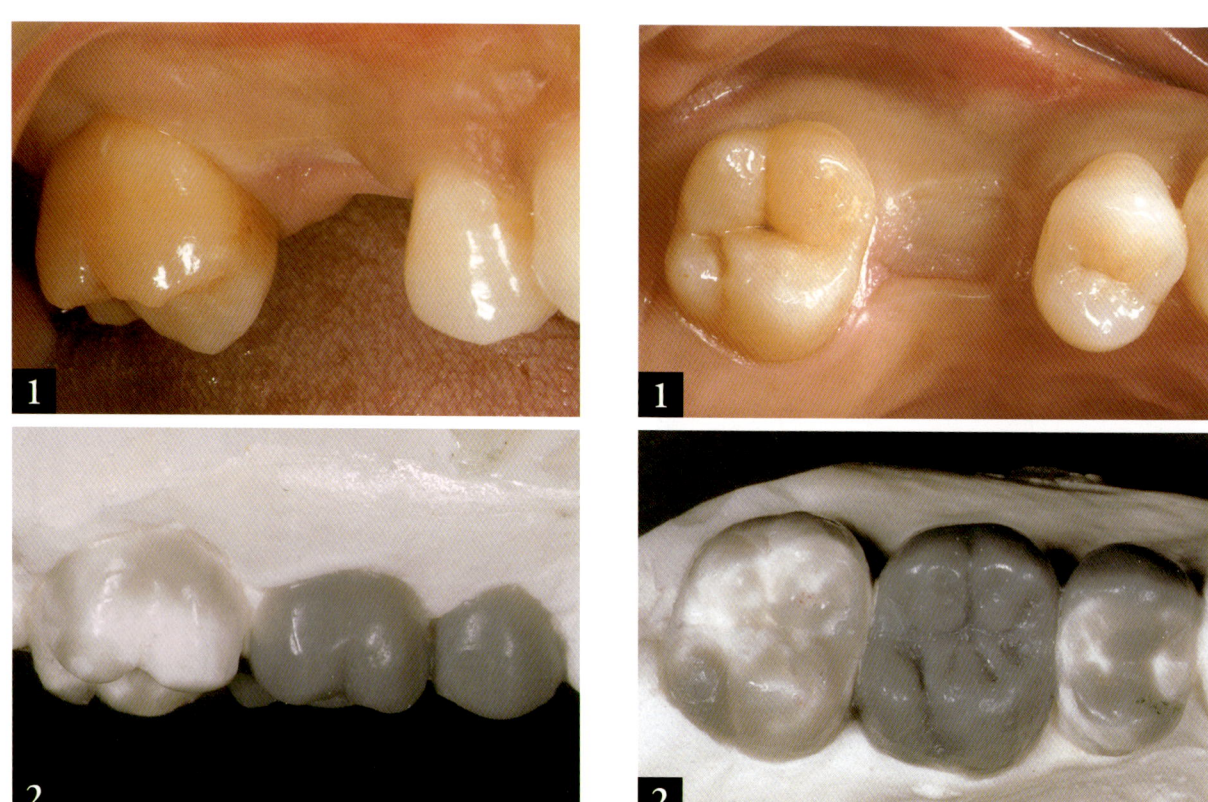

1 6̲|抜歯後6カ月を経過した術前の状態

2 診断用ワックスアップ

　6̲|抜歯後6カ月間，組織の治癒を待って欠損部歯槽堤の評価と診査を行う．SeibertのClass Iで歯槽堤の増大なしに両隣在歯の歯冠形態と調和のとれた形態を付与することができると判断した（**1**）．

　2が診断用ワックスアップであるが，本症例では，生理的機能を考慮して，頬舌的歯冠幅径は天然歯と同等とし，咬合面幅径をやや小さく設定してある．

②プロビジョナルレストレーション製作のための歯肉の診査・形態修正

通法に従い両隣在歯の支台歯形成を行う（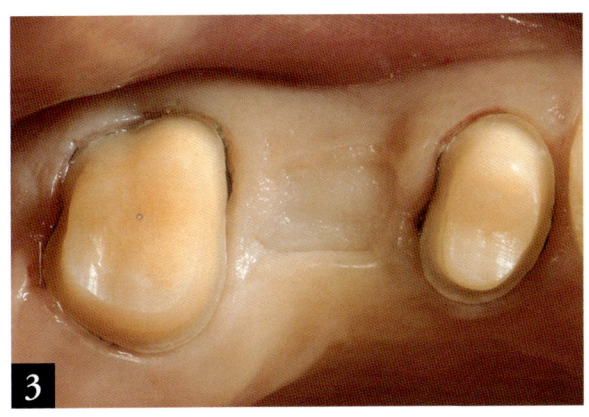）．

3 支台歯の形成が終了した状態

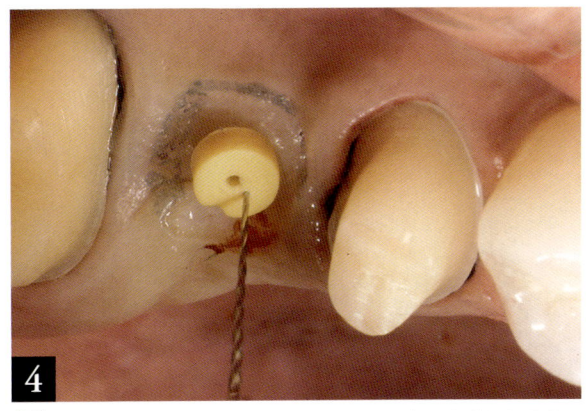

4 ボーンサウンディングを行い，骨頂から欠損歯槽堤粘膜頂までの距離を計測する

欠損部歯槽堤の骨頂から粘膜上皮までの距離をX線写真およびボーンサウンディングなどにより測定する（4）．骨頂からの距離が2〜3mm以上ある場合，粘膜上皮を約0.5〜1mm，麻酔下でラウンドバーや電気メスなどで削除，形態修正する（5）．

診断用ワックスアップをデュープして得られたプロビジョナルレストレーションのポンティック基底面を卵形（オベイト形）に調整し，調整された歯肉基底面に密接するように装着する（6）．その際，プロビジョナルレストレーションのポンティック基底面は高度に研磨されていなければならない．

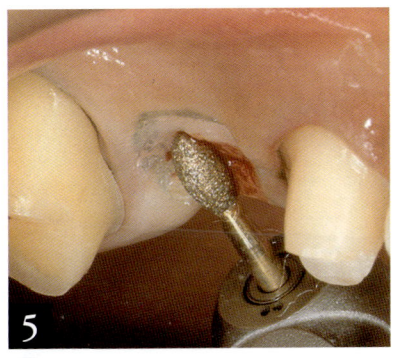 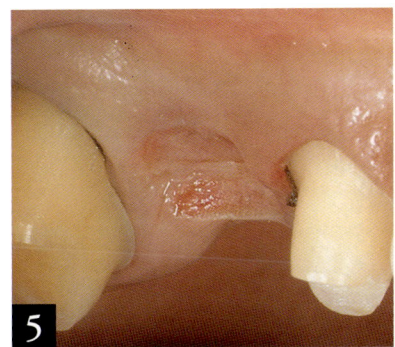 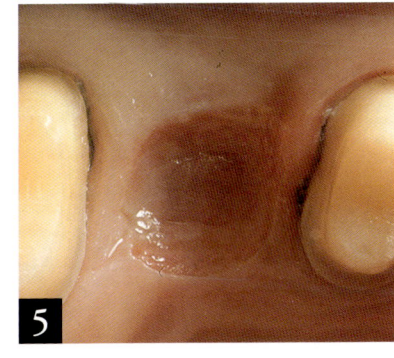

5 SJCDバーNo.7を用いてポンティック基底面を陥入させる窪みを形成する

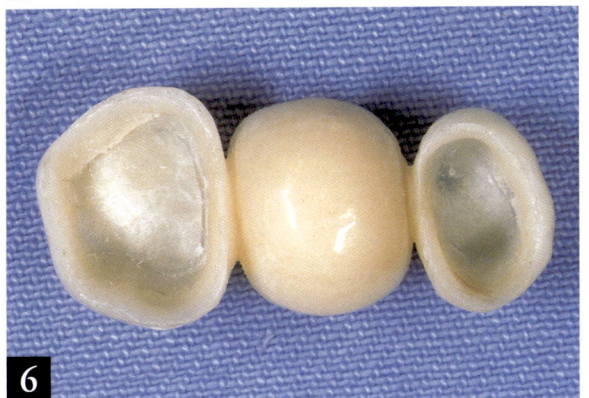 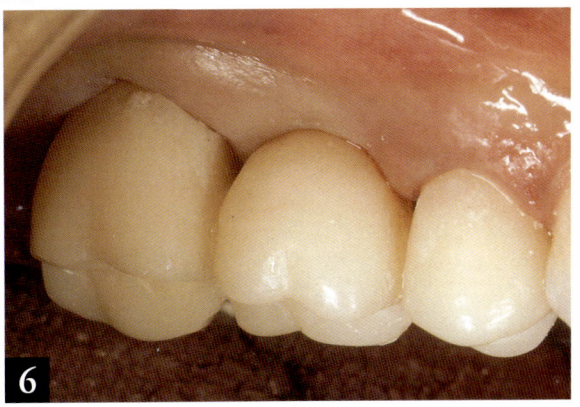

6 形成された窪みに合わせて診断用ワックスアップをデュープしたプロビジョナルレストレーション基底面を修正，装着する

③修正第1段階——最初のプロビジョナルレストレーション基底面の評価

プロビジョナルレストレーションを約1カ月装着後，粘膜の治癒を待ってポンティック基底面を染め出してみる．粘膜基底面にやや発赤はあるが，ポンティック基底面にはほとんどプラークの沈着がないことがわかる（ 7 ）．

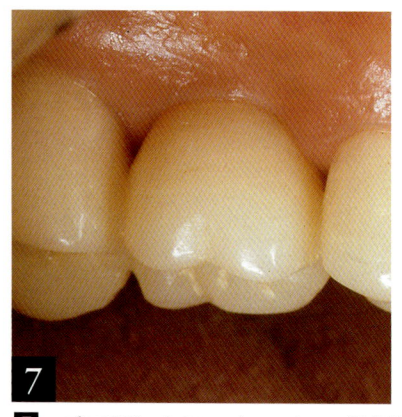 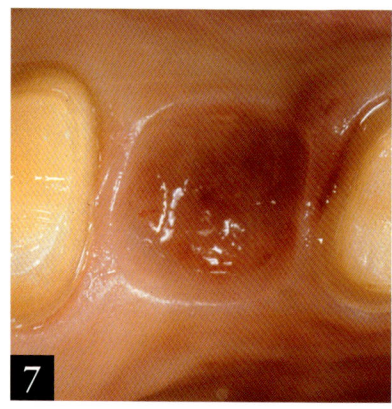 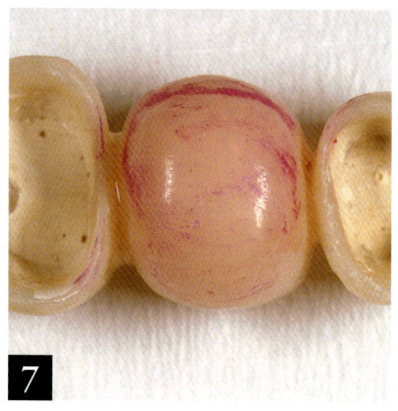

7 プロビジョナルレストレーション装着後約1カ月経過した状態．粘膜にはやや発赤が認められるが，ポンティック基底面へのプラークの付着は少ない

④修正第2段階——両隣在歯エンブレジャーの調整

欠損部と隣在歯間の骨頂から歯槽堤粘膜頂までの距離を診査したうえで（ 8 ），骨頂とコンタクトエリア最下点までの距離を3〜4mmに設定することで，隣接面が擬似歯間乳頭で満たされブラックトライアングルが生じないように調整する（ 9 ）．適切なトラップエンブレジャー（trap embrasure，ポンティックと隣在歯間の歯間部鼓形空隙）形態を付与する（41ページ，3-10）．

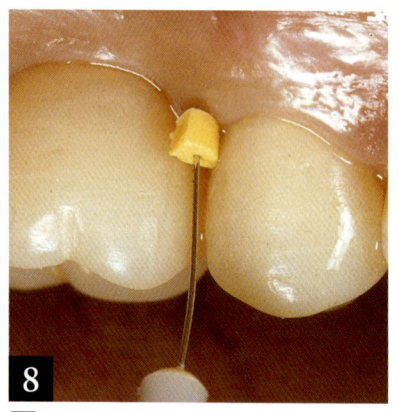 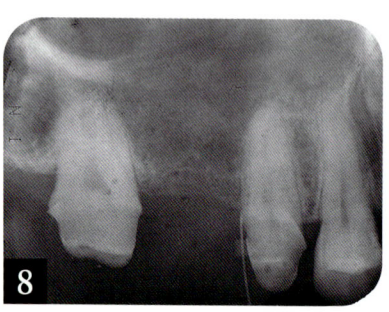 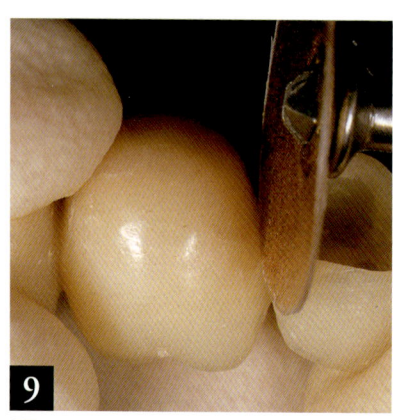

8 欠損歯槽堤と隣在歯における骨頂から歯槽堤粘膜頂までの距離を計測する（ボーンサウンディング）

9 コンタクトエリアの最下点の位置を修正する

⑤修正第3段階—ポンティック基底面の修正

歯槽堤粘膜のやや発赤があった部分は圧が強すぎる可能性があるため，ポンティックにマージンを記入したうえで歯肉縁からの距離をプローブで確認しながら粘膜への圧が均一になるように調整していく（**10**）．調整後ポンティック基底面はハイポリッシュ状態になるよう仕上げる（**11**）．

調整後，経過観察し，必要なら調整を繰り返し，ポンティック基底面下の粘膜に炎症がなく，また基底面と密着した状態が得られ，歯周組織が良好な反応を示すようであれば最終印象に移る（**12**）．

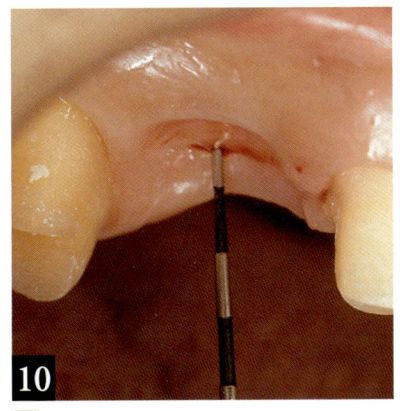 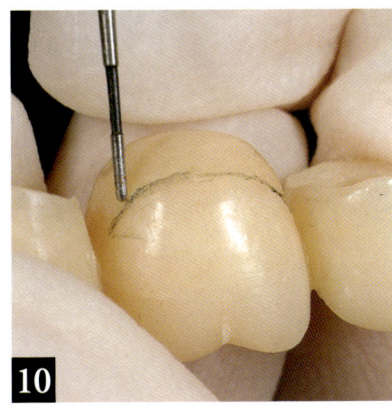 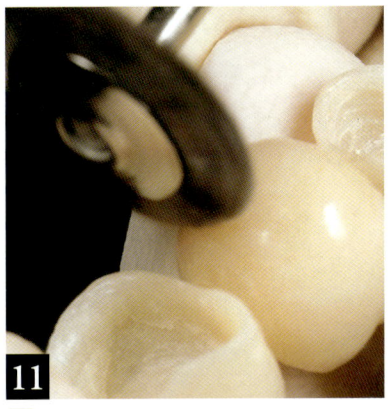

10 歯槽堤粘膜に多少の発赤があることから圧が大きめに加わっていると考えられるため，基底面の修正をする

11 基底面修正後は，必ずハイポリッシュとする

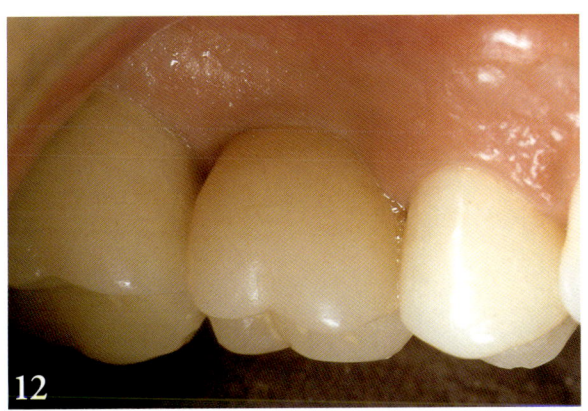 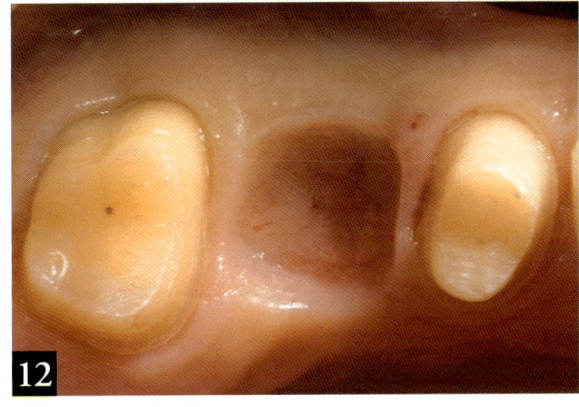

12 継続してプロビジョナルレストレーションを装着し，粘膜の状態が安定することを確認する

⑥最終印象・ブリッジ完成・仮着・装着

歯槽堤増大処置を伴う場合で説明した点に注意して印象採得，およびその後の操作を行う．

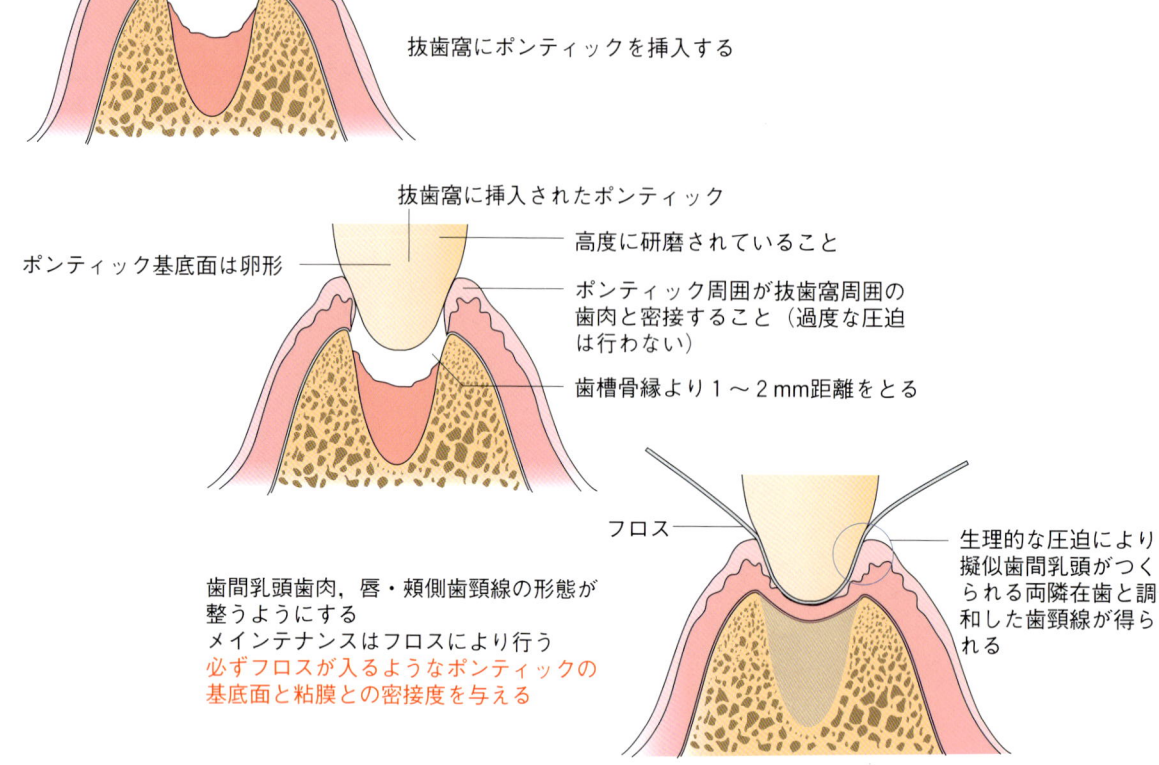

4-3 抜歯即時にオベイトポンティックを応用する利点とプロビジョナルレストレーションの役割(茂野啓示:オベイトポンティック. 歯科技工別冊/ポンティック:41, 1998. より)

4 抜歯即時にプロビジョナルレストレーションを装着してポンティック基底面を製作する場合

　これまで述べてきたオベイトポンティックのためのプロビジョナルレストレーション調整のプロセスは，すでに治癒した欠損部粘膜を対象としたものである．しかし，治癒した歯槽堤は歯槽骨の吸収が進み欠損を生じていることが多いため，特に審美性を重要視する前歯部等では，歯槽骨の吸収をできるだけ避けることを目的として，意識的に抜歯即時にプロビジョナルレストレーションを用いる．この場合は，歯槽骨と粘膜の形態を維持するという点でプロビジョナルレストレーションの果たす役割が大きい(**4-3**)．すなわち，オベイトタイプのポンティックを用意しておき，抜歯後即座に装着することにより歯間乳頭やポンティック基底面と接する歯槽骨，粘膜を保全する方法である．

　しかし，抜歯すべき歯の周囲に炎症がなく歯槽骨があることが，本法の適応症であり，抜歯前に抜歯後の修復を想定した診断用ワックスアップを製作し，治療のゴールのイメージを明確化することが必要である．

C 抜歯即時にオベイトポンティックをつくる場合

①プロビジョナルレストレーションの製作

診断用ワックスアップ(**1**)を複製したプロビジョナルレストレーションを用意し，ポンティック基底面をオベイト形としてポンティック基底面をハイポリッシュに研磨する(**2**)．

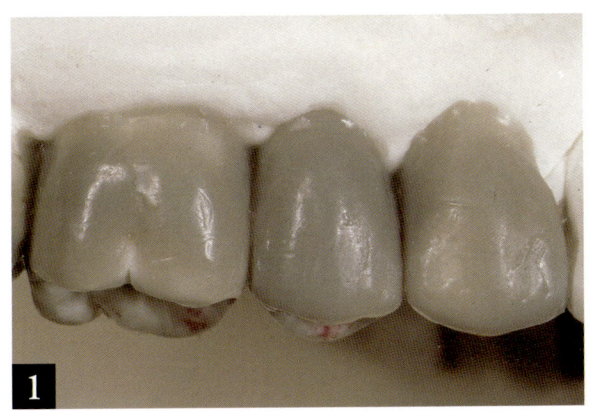
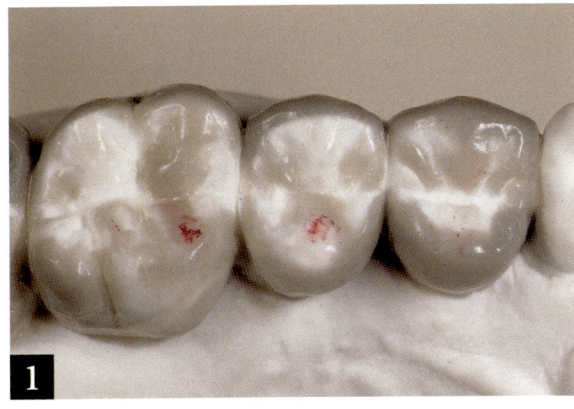

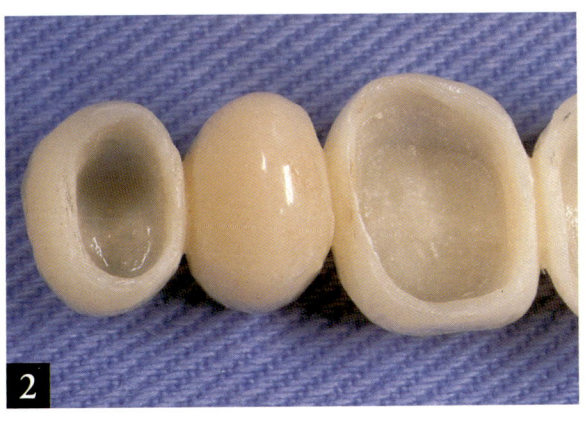

1 診断用ワックスアップ

2 診断用ワックスアップを複製して得られたプロビジョナルレストレーション．基底面の形態は，抜歯窩に挿入できるようにし，ハイポリッシュとしておく

②抜歯窩へのプロビジョナルレストレーションの挿入，装着

通法に従い抜歯し，その抜歯窩にポンティック基底面を挿入することにより，抜歯窩周囲の粘膜が抜歯窩に埋入することを防止している．

抜歯に際しては，頰側と隣接面の歯槽骨を損なわないようにペリオトーム等を使用し，歯根膜線維を切断し，慎重に行う(**3**)．

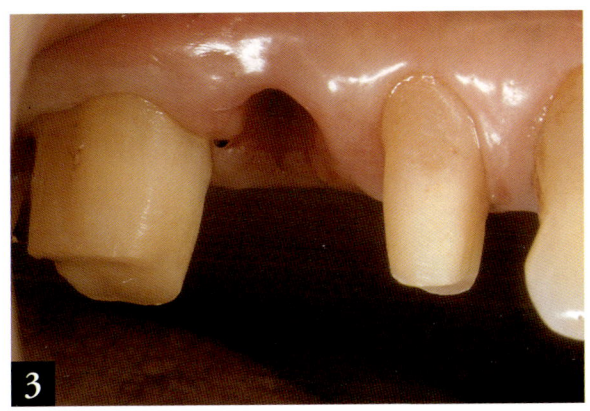

3 抜歯直後の状態

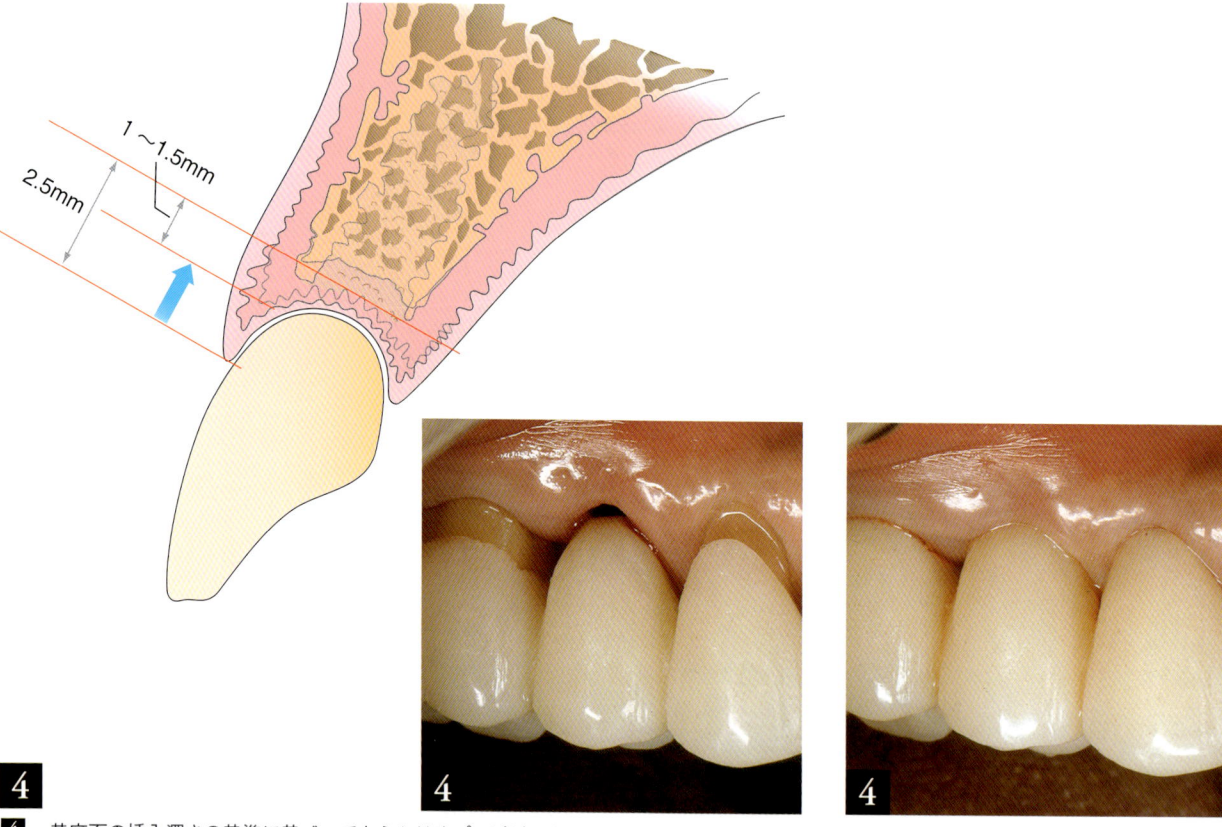

4 基底面の挿入深さの基準に基づいてあらかじめプロビジョナルレストレーションを製作しておく

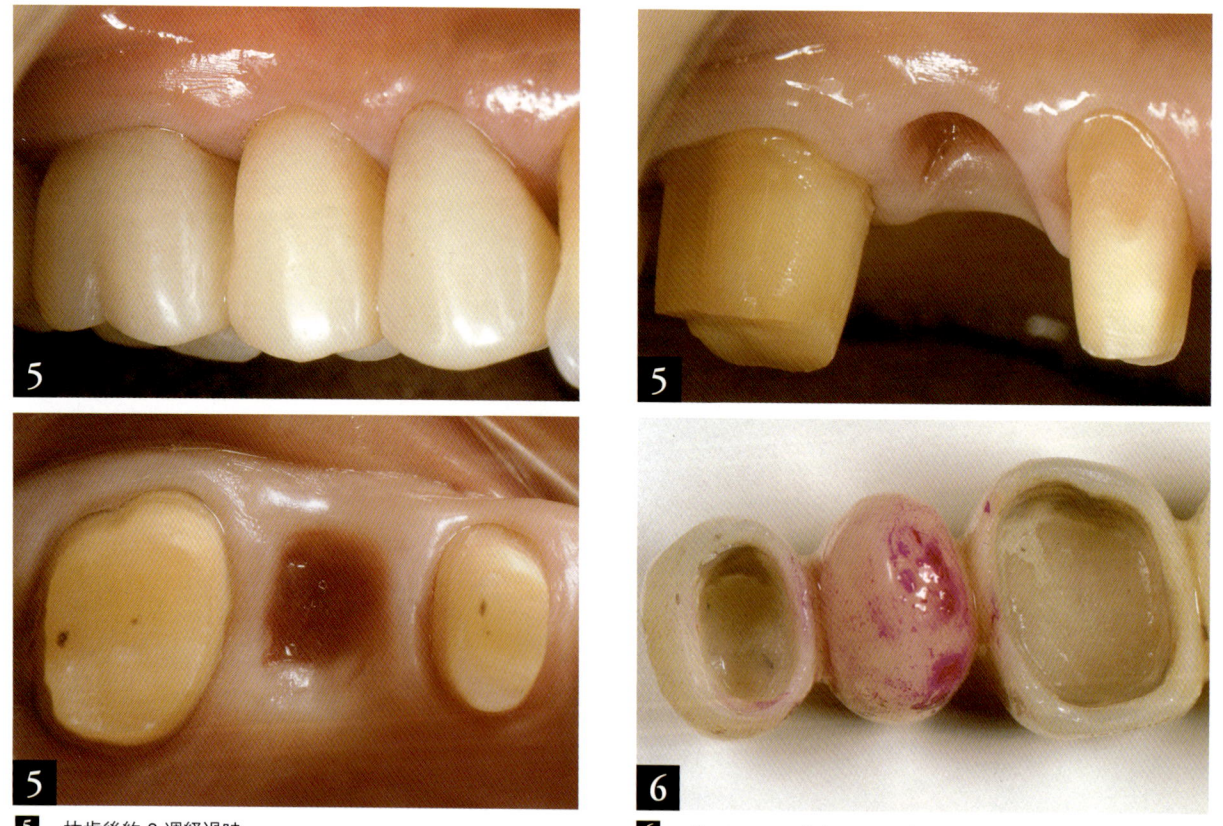

5 抜歯後約8週経過時

6 ポンティック基底面にはプラークの侵入が認められる

ポンティックは唇頬側部で遊離歯肉縁から約 2.5 mm 深く挿入する（ 4 ）．4 週間後には歯肉縁が 1 〜 1.5 mm 根尖側に移動する．

Kois（1994）による新鮮抜歯窩について配慮すべき原則を紹介したが（57 ページ），原則の第 1 に，唇側は最低 2 mm 退縮すると予測することを強調している．

抜歯後約 8 週経過後にポンティック基底面を染め出してみると，抜歯時に比べてポンティック基底面にプラークが侵入していることがわかる（ 5 ， 6 ）．これは治癒により硬軟両組織の吸収が生じたためである．

③プロビジョナルレストレーションの修正

やや基底面下の粘膜に発赤がみられたため，基底面の長さを少し短く形態修正し（ 7 ），また，生理的な圧を粘膜基底面に均一にかけるように修正したうえで約 3 カ月経過を観察した（ 8 ）．もしポンティックのオベイト面と粘膜面の当たりが強く炎症が認められる場合には，基底面の長さを少しずつ短く修正する．

この段階でポンティック基底面を再度染め出してみるがプラークの侵入はあまりみられない（ 9 ）．ポンティックの形態が確定したら最終印象を採得して，ブリッジを製作，仮着，装着する．

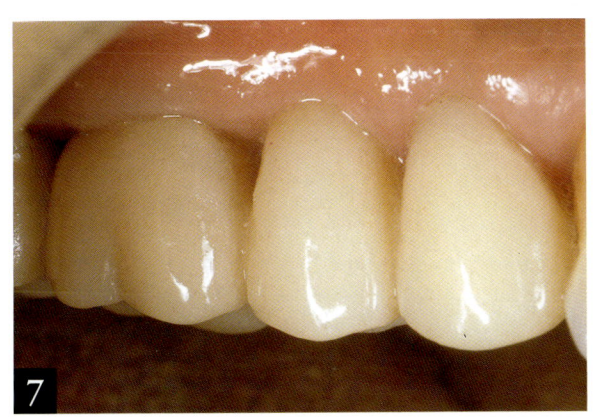

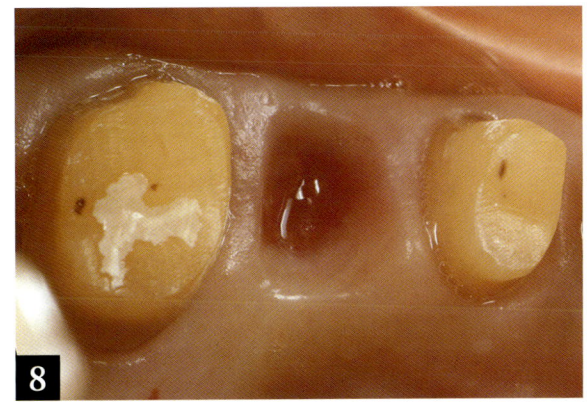

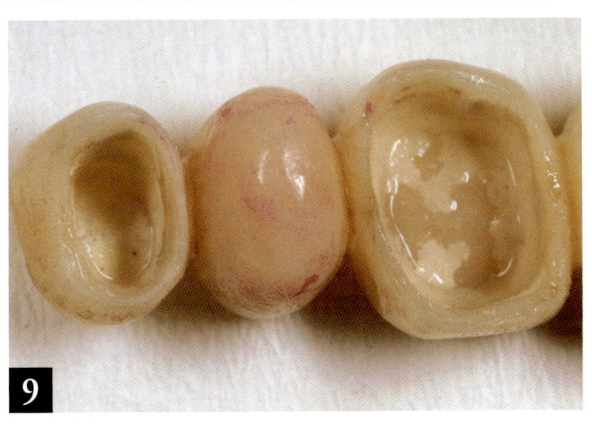

7 歯槽堤粘膜に対するポンティック基底面の圧が強いためか，発赤が消退しないため，基底面を少し切削して再度装着した

8 修正後 3 カ月経過時の状態

9 基底面へのプラークの付着はわずかである

5 オベイトポンティックの印象と模型製作
Impression taking and stone cast fabrication for ovate pontic

1 印象採得の目的

オベイトポンティックは歯槽堤粘膜とポンティックとの生理的,衛生的,審美的な関係を再構成するうえで望ましいポンティック形態とされているが,プロビジョナルレストレーションのステージで評価をしたうえで獲得されたその形態が,確実に最終歯冠修復物に再現されなければならない.そして,オベイトポンティックといえども,他の歯冠修復物と同様,顎口腔系の機能を損なわないように,また,隣在歯と調和して口唇・頬粘膜そして舌の変形を起こさないような形態が与えられなければならないことを再確認しておきたい(3-4 ～ 8).

そのうえで,オベイトポンティックの特徴に沿ってその形態を最終的な歯冠修復物の形態にトランスファーするための方法を考えてみよう.その目的は,すなわちプロビジョナルレストレーションを調整・修正して製作された最終的なポンティック基底面と歯槽堤粘膜との接触状態をできる限り正確にトランスファーすることにある.

最近では患者の要求から審美性を考慮する部位も広範囲になり,フルスマイルのときに露出して見える部位のすべてが審美的な修復を必要とする部位に含まれることが多いので,オベイトポンティックの適応部位は,いわゆるエステティックゾーンにとどまらない.

2 オベイトポンティックの印象採得

オベイトポンティックテクニックは,歯槽堤粘膜面に卵形の形態を付与するタイミングにより,プレインプレッションテクニックとポストインプレッションテクニックに分けることができる(Table 5-1).すなわち,欠損歯槽堤の印象採得の方法よりも,欠損歯槽堤の状態や欠損歯槽堤の意図的な形成,用いられるポンティック基底面の材料の違いなど,さまざまな条件の違いにより最終歯冠修復物のポンティック基底面に付与される形態が決定されるということに,オベイトポンティックの印象の特徴が表れている.

(1) プレインプレッションテクニック

この方法はプロビジョナルレストレーションの印象採得の前に歯槽堤粘膜を処置して卵形を受け容れる条件をつくるものである.プロビジョナルレストレーションの印象採得を行う前に,欠損部歯槽堤の骨頂から粘膜上皮までの距離をX線写真およびボーンサウンディングなどによって

Table 5-1　2種類のオベイトポンティックテクニック

プレインプレッションテクニック	ポストインプレッションテクニック
①支台歯の概形形成	①支台歯の概形形成
②浸潤麻酔（オベイト形のポンティック基底面を模型上で製作する）	②プロビジョナルレストレーション製作用の印象採得
③欠損部顎粘膜上皮の削除（ダイヤモンドバー，電気メスなどを用いて，オベイトポンティック基底面の唇頰側基底面の立ち上がりの形態を作製する）	③プロビジョナルレストレーションの装着（準備しておいたオベイト形のポンティック基底面によって欠損部粘膜上皮に圧痕を作製する）
④プロビジョナルレストレーション製作用の印象採得（オベイト形のポンティックを製作）	④欠損部顎堤粘膜上皮の圧痕形態付与の安定を待って最終印象を行う
⑤プロビジョナルレストレーションの装着	⑤最終補綴物の装着
⑥欠損部顎堤粘膜上皮の治癒を待って最終印象を行う	
⑦最終補綴物の装着	

計測し，その距離が 2 〜 3mm 以上ある場合，粘膜上皮を浸潤麻酔下で約 0.5 〜 1mm ラウンドバーや電気メスなどを用いて削除する．その後，印象採得を行い，プロビジョナルレストレーションのポンティック基底面の形態を卵形(オベイト形)に製作し，セットする(5-1)．

(2) ポストインプレッションテクニック

　この方法はプロビジョナルレストレーションを製作するための印象採得の後に，作業用模型上で欠損部歯槽堤部分を卵形(オベイト形)に削りプロビジョナルレストレーションのオベイトポンティック基底面の形態をあらかじめ製作しておく方法である．

　ポストインプレッションテクニックでは，プロビジョナルレストレーションの圧によって粘膜にオベイト状の陥凹形態を形成するが，その作業は，残根の処理や粘膜の炎症，支台歯周囲歯肉の問題をすべて解決してから行う．欠損部歯槽堤の粘膜の厚みにより陥凹の深さが制約を受けるので，まず，粘膜の厚みをボーンサウンディングおよび触診により診査する．診査によって把握した粘膜の弾性変形量を参考に作業模型の欠損部を削除する．作業模型の陥凹に応じてオベイト形態をもったプロビジョナルポンティックを製作する．一般に，模型の欠損相当部を約 0.5 〜 1mm の深さに削ってプロビジョナルレストレーションのオベイトポンティック基底面を作製する．このプロビジョナルレストレーションの圧を利用して欠損部歯槽堤を圧迫し，卵形(オベイト形)の形態を欠損部粘膜面に付与する．圧迫時に生じる貧血帯(ブレンチング)が圧迫後約 5 分以内に消失すれば，その圧力は生理的に許容範囲にあると判断される(5-2)．

5-1 プレインプレッションテクニック：欠損部歯槽堤の骨頂から粘膜上皮までの距離を計測した後に，粘膜上皮をラウンドバーや電気メスなどを使用して削除してオベイト形態を形成する方法

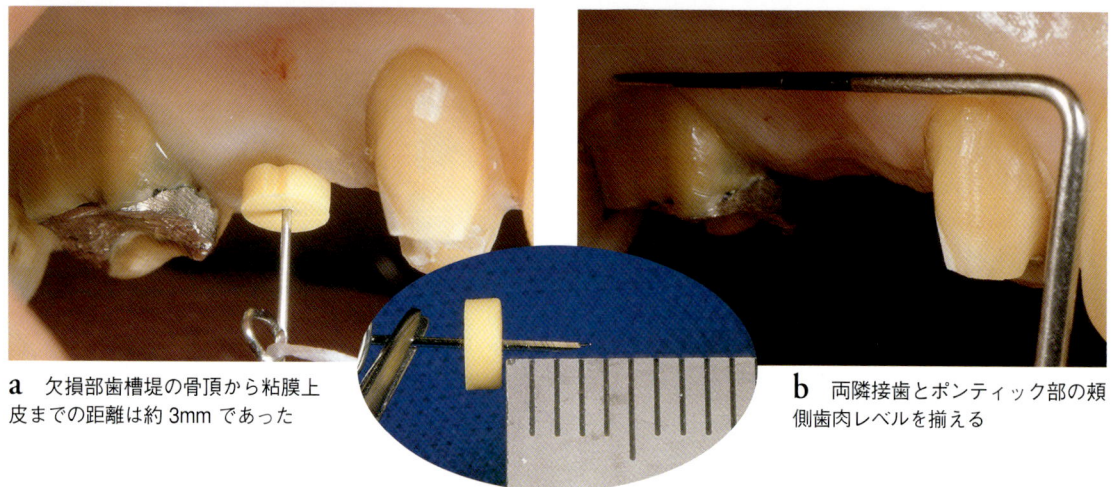

a 欠損部歯槽堤の骨頂から粘膜上皮までの距離は約3mmであった

b 両隣接歯とポンティック部の頬側歯肉レベルを揃える

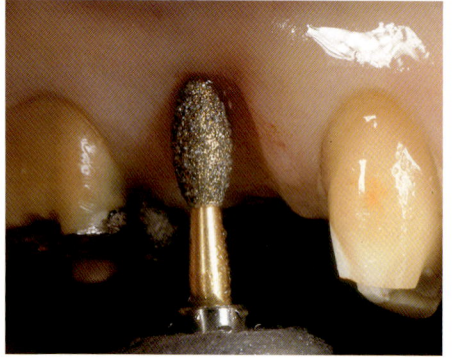
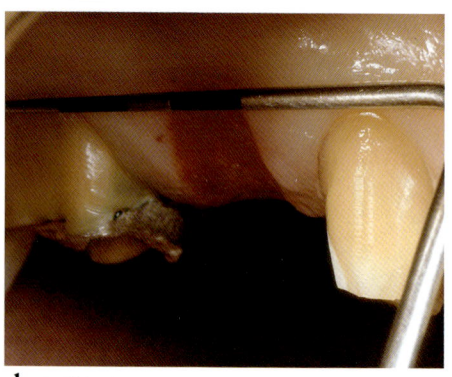
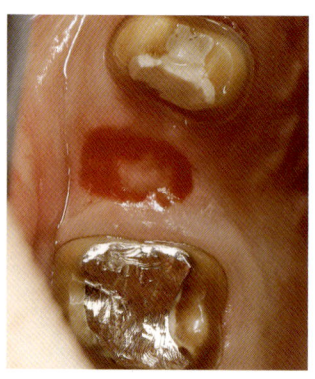

c ダイヤモンドバーを用いて欠損部歯槽堤にオベイト形態を製作する

d 両隣接歯と形成されたオベイト形態の頬側歯肉レベルを確認する

e 欠損部歯槽堤にオベイト形態を形成した直後の状態．この時点で印象採得を行いプロビジョナルレストレーションを製作する

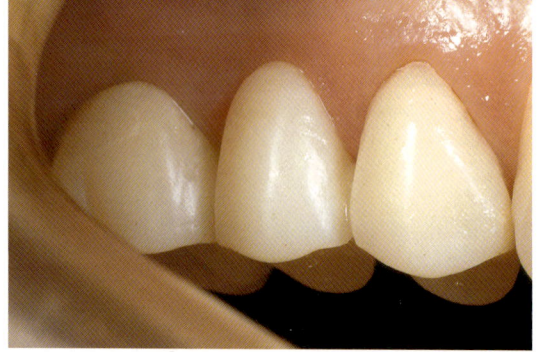

f プロビジョナルレストレーション装着時の頬側面観

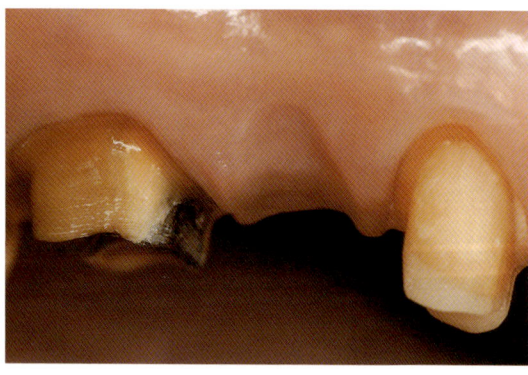
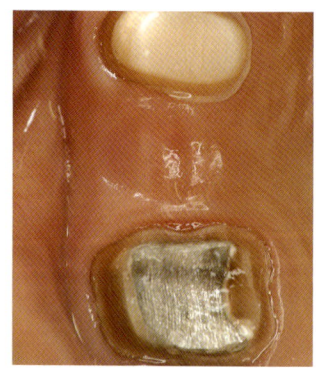

g 欠損部歯槽堤に形成されたオベイト形態の頬側面観

h 欠損部歯槽堤に形成されたオベイト形態の咬合面観

5-2 ポストインプレッションテクニック：あらかじめ製作しておいたプロビジョナルレストレーションのポンティック部分で欠損部歯槽堤粘膜面を圧迫して形成する方法

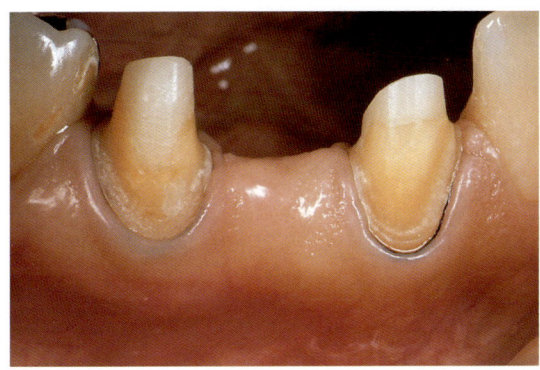

a　オベイト形態を形成予定の欠損部歯槽堤

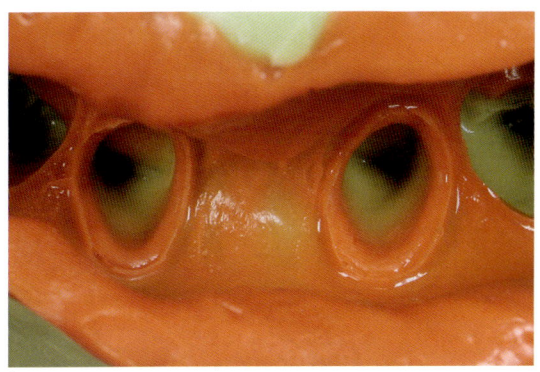

b　ポンティック部分にオベイト形態を付与したプロビジョナルレストレーションを製作するための印象採得

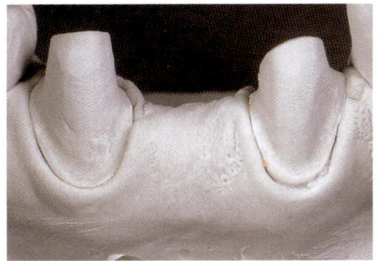

c　模型上におけるオベイト形態製作前の欠損部歯槽堤

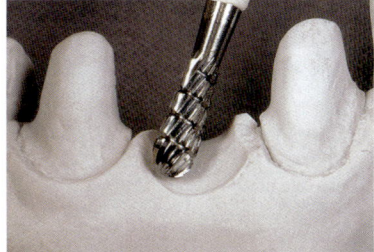

d　模型上の欠損部歯槽堤にオベイト形態を製作する

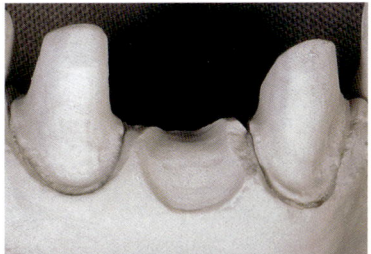

e　模型上に製作されたオベイトポンティック基底面形態

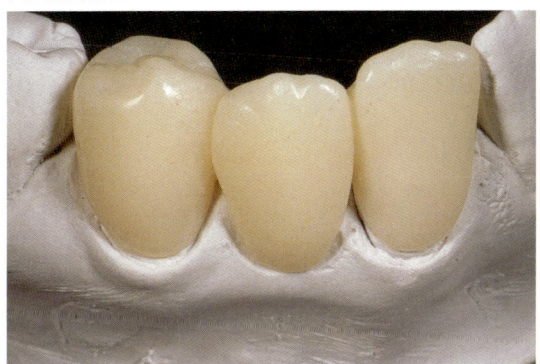

f　模型上に製作されたオベイトポンティック形態のプロビジョナルレストレーション

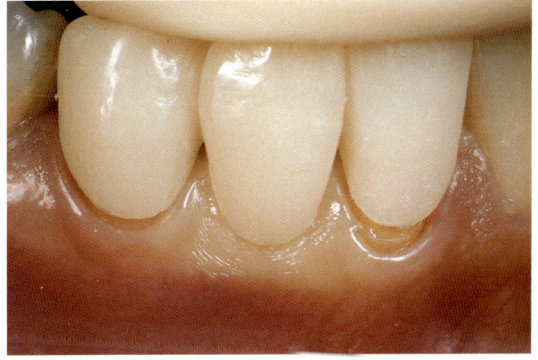

g　プロビジョナルレストレーションのオベイト形態を付与したポンティック部分で欠損部歯槽堤を圧迫する．圧迫された欠損部歯槽堤粘膜に生じた貧血帯（ブレンチング）が5〜10分後に消失すればその圧力は生理的に問題がないと判断できる

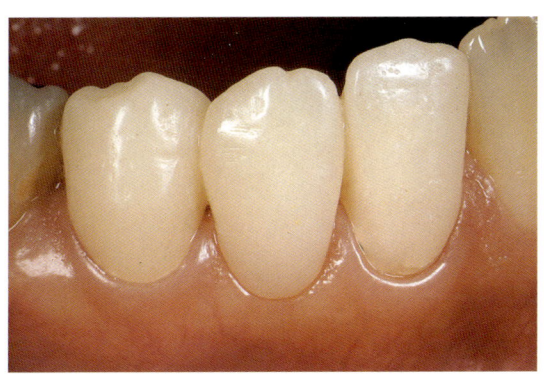

h　ポンティックにオベイト形態を付与したプロビジョナルレストレーションを装着した状態

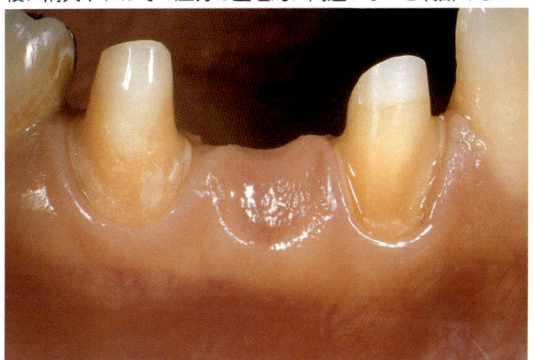

i　欠損部歯槽堤に形成されたオベイト形態

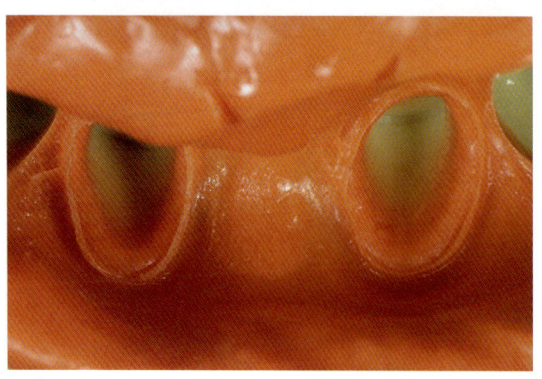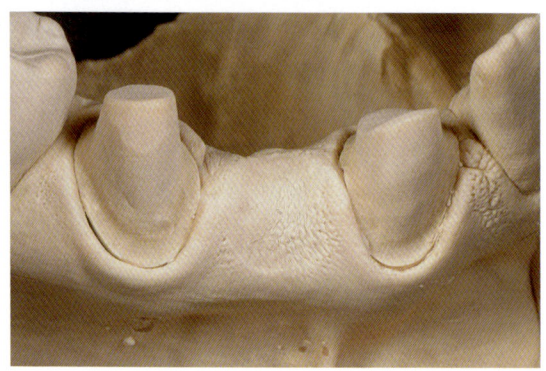

5-3 ウォッシュ＆プレッシャーインプレッションテクニックにより，欠損部歯槽堤粘膜面の加圧された状態を印象採得する．ウォッシュ＆プレッシャーインプレッションテクニックで得られた模型は，オベイトポンティックテクニックにより欠損部歯槽堤粘膜面に付与された卵形（オベイト形）の形態を精密に再現している

3 オベイトポンティックテクニックの最終印象採得と模型製作

オベイトポンティックテクニックにおける最終印象採得は，プレインプレッションテクニックとポストインプレッションテクニックとも共通のウォッシュ＆プレッシャーインプレッションテクニックを用いて行う．

この方法はブリッジのメタルフレームを鑞着終了後に再度口腔内試適を行い，ポンティック基底面にパターンレジンを塗布して欠損部歯槽堤粘膜面のウォッシュインプレッションを行う．この後にパターンレジンの重合収縮を補正して，さらに欠損部歯槽堤粘膜面に加圧するために軟性のワックスをポンティック基底面に塗布し，口腔内に戻す．

この方法により，欠損部歯槽堤粘膜面にオベイトポンティックテクニックにより付与された卵形（オベイト形）の形態を精密に模型上に再現することができる（5-3）．

4 最終補綴物の製作

ウォッシュ＆プレッシャーインプレッションテクニックを用いて製作された模型のオベイトポンティック基底面に相当する部分を，必要に応じてわずかに形態修正する（5-4）．

最終補綴物を口腔内に装着するときに，ポンティック基底面が歯槽堤粘膜を圧迫して貧血帯（ブレンチング）が生じる場合，約5分後にこれが消失することを一つの目安とする（5-5）．

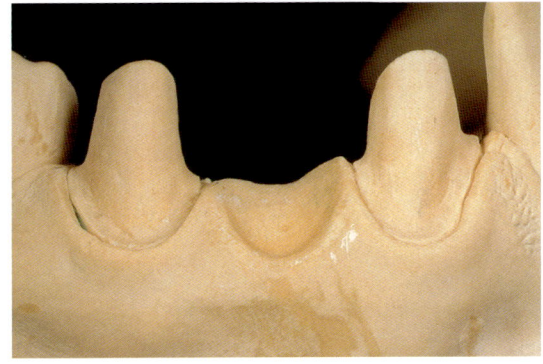
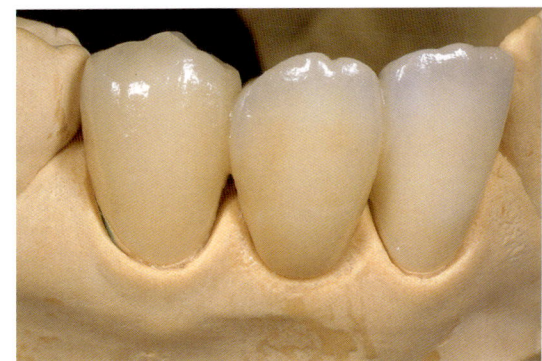

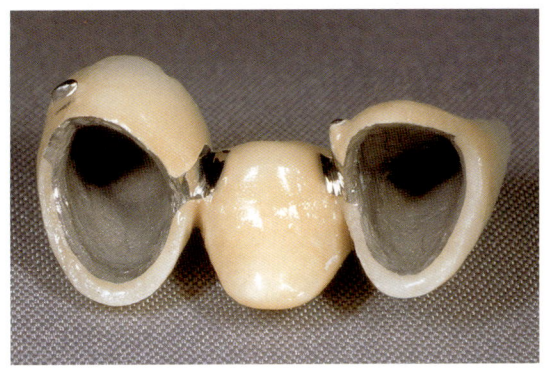

5-4 ウォッシュ＆プレッシャーインプレッションテクニックを用いて製作された模型のオベイトポンティック基底面に相当する部分を，必要に応じてわずかに形態修正を行う

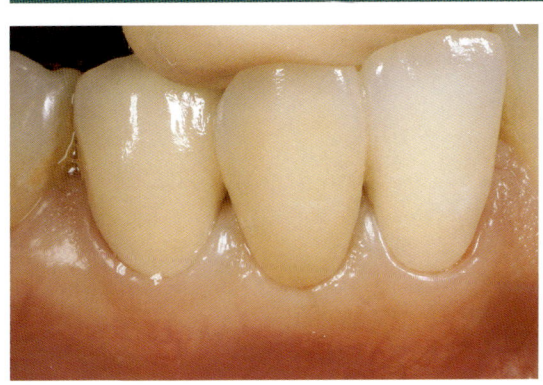
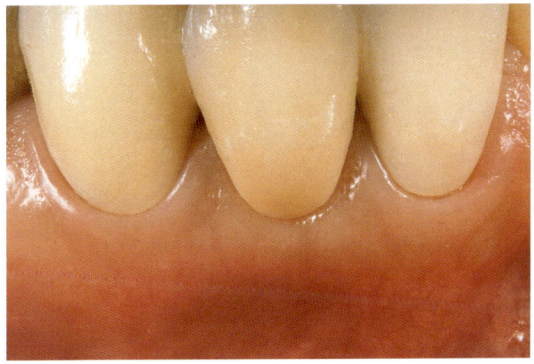

5-5 貧血帯（ブレンチング）が生じる場合，約5分後にこれが消失すればその圧力は生理的に問題がないと判断できる

6 ブリッジの試適とメインテナンス
Bridgework trial insertion and maintenance

1 ブリッジの試適

　ブリッジの設計において，近年では審美的，生物学的配慮から，ポンティックが欠損部歯槽堤粘膜に接触する粘膜接触型が主流となっている．そのため，ブリッジの試適においても，これまでのように支台歯との関係のみならず，ポンティックとポンティック下の歯槽堤粘膜との関係に関して，単に清掃器具が到達するか否かのレベル以上の評価を行う必要が生じている．時には支台歯の適合と同時に，歯槽堤粘膜の接触圧，歯肉形態との調和を慎重に診査しなければならない．

　上述した粘膜接触型ポンティック形態としては，現在では，審美的要件とハイジーンコントロール，さらには歯槽堤粘膜に対する生理学的な刺激を考慮し，基底面は凸型で卵形(オベイト形)が望ましいとされている．このようなオベイトポンティックテクニックの応用にあたっては，当然，プロビジョナルレストレーションを用いて生理的な範囲で歯槽堤粘膜に圧を加えながら，歯間乳頭歯肉の形態，辺縁歯肉の形態を作っていくのであるが，そのうえで，最終歯冠修復物が装着されるまで，歯科医師，歯科技工士との間でコミュニケーションを取りながら，修正を繰り返さなければならない．粘膜に加える圧は微妙なため，一定期間の仮着後，基底粘膜下へのプラークの侵入の有無，粘膜部の赤み(炎症)の有無をチェックする．

　6-1 は，オベイトポンティックを付与したブリッジのプロビジョナルレストレーションから試適，装着までのプロセスを示したものである．

6-1 オベイトポンティックの場合のプロビジョナルレストレーションから試適，装着までのプロセス

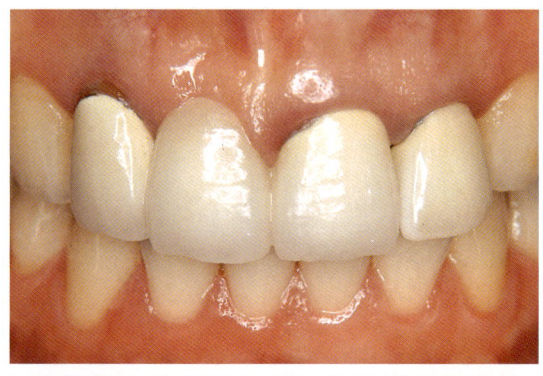

a 術前の状態

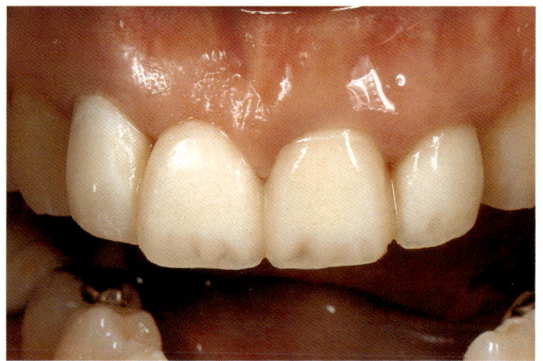

b プロビジョナルレストレーションを装着し，歯槽堤粘膜との関係を評価する

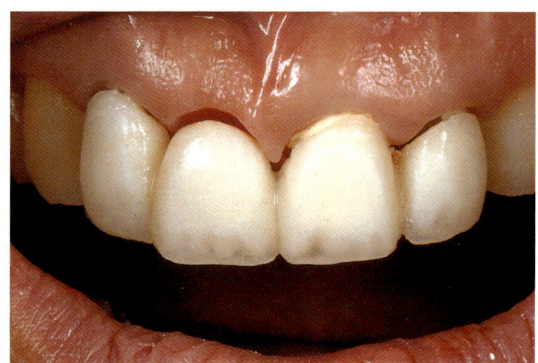

c プロビジョナルレストレーションのステージが終了した段階の歯槽堤粘膜とポンティックとの関係

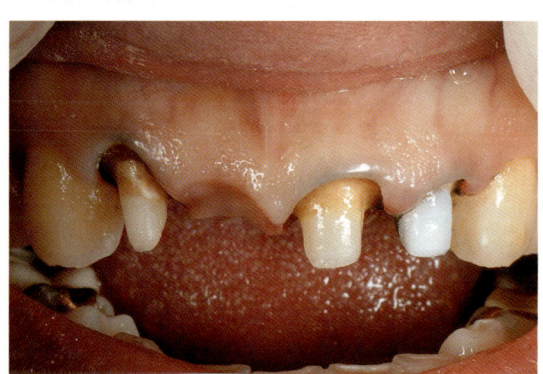

d プロビジョナルレストレーションにて得られた歯槽堤粘膜の状態．炎症もない

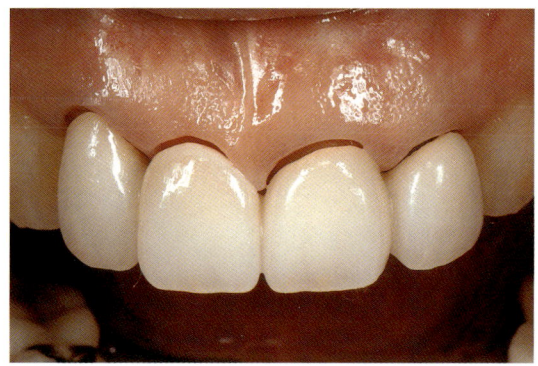

e プロビジョナルレストレーションを参考に製作された最終歯冠修復物を試適する．写真ではまだ支台歯に適合をさせていない

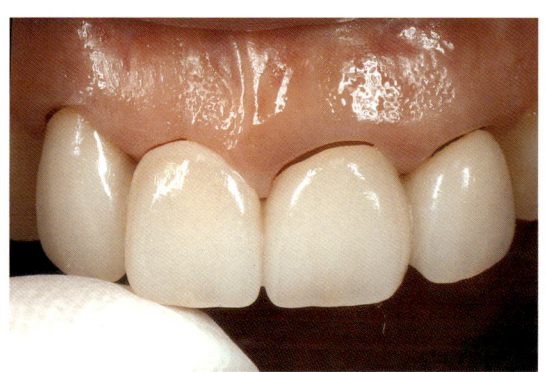

f ポンティック基底面と歯槽堤粘膜との関係を確認しながら徐々に支台歯に適合させていく

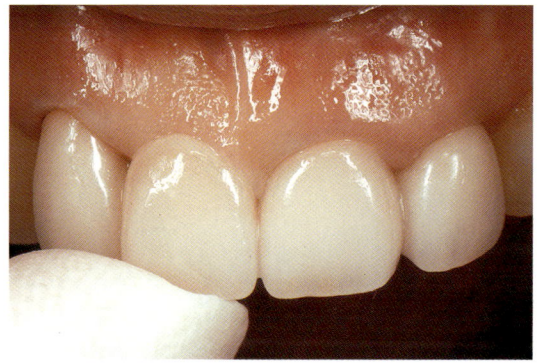

g ポンティックを強く歯槽堤粘膜に圧接しブレンチング（貧血帯）を観察する．この時点でブリッジが支台歯に適合していることを確認する

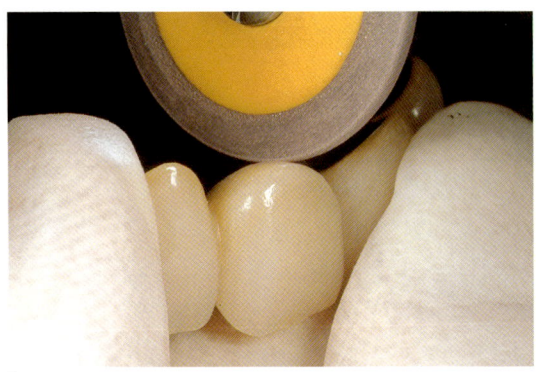

h 5分間を経過してもブレンチングが消失せずポンティック基底面の凸形態が強いと判断されたため基底面を調整する

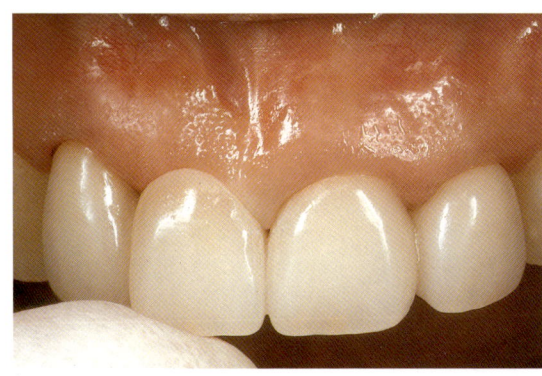

i ポンティックを修正，ハイポリッシュした後，再度，試適してブレンチングの状態を確認する

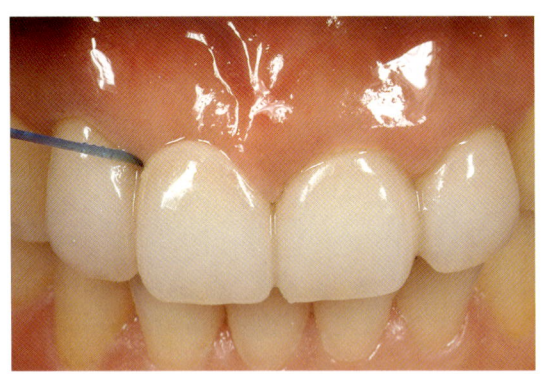

j フロスが挿入できること，歯槽堤粘膜の圧痕を確認する

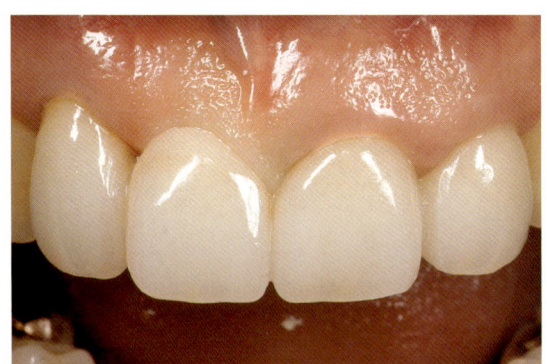

k 一定期間仮着し経過観察後に問題が認められなければ装着する

2 ブリッジのメインテナンス

　ブリッジのポンティック部の形態は，清掃性を考慮した形態であることが必要不可欠な条件であるが，オベイトポンティックのように粘膜に接触し，なおかつ圧が常時加わっているポンティック基底面の清掃に関しては，昨今，さまざまな考えがある．

　誤った考え方として，適度な接触圧を粘膜に加えているということから，隙間がないのでこの部分はまったく触らないほうがよいとするもの，また類似した意見ではあるが，基底面下の赤みはポンティック基底面のセラミックス表面と粘膜上皮細胞がヘミデスモゾーム結合しているので，清掃するとこの結合が壊れてしまうといった理解のもとに，清掃を行わないとする考えなどである．

　粘膜基底面の清掃に関しては，まずは基底面下粘膜組織を理解する必要がある．

　局所組織において，炎症による最初の形態的変化は血管の変化である．つまり清掃しなければ，プラークが微量ながらも溜まり，炎症へと移行するということである．また，基底面下粘膜に赤みがあればこれも炎症と考えるのが自然である．6-2 は炎症のある基底面下と炎症のない基底面下の歯槽堤粘膜を示したものである．

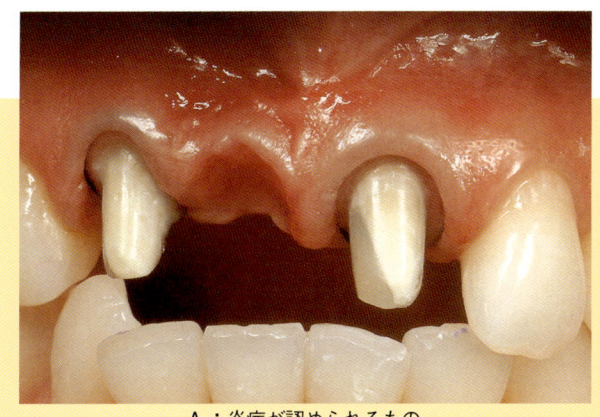
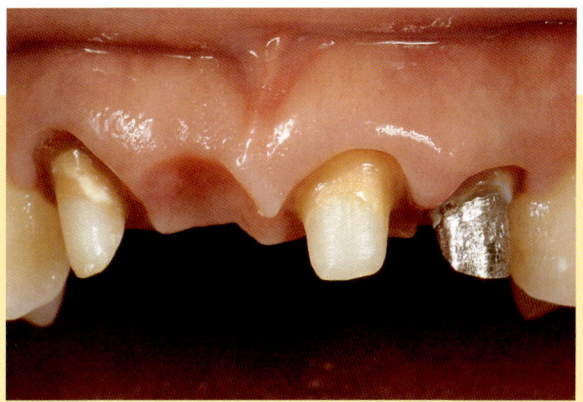

A：炎症が認められるもの　　　　　　　　B：炎症が認められないもの

6-2　ポンティック基底面下の歯肉の状態の差異

　よって，粘膜組織学的な考察を臨床に置き換えるならば，粘膜に刺激を与えない離底型のポンティックが理想となるが，装着感，審美性への配慮からは粘膜接触型を用いることが望ましく，その際には，最大限のマネジメントを行う必要がある．現に，基底面への適度な圧はプラークの侵入を防ぎ，同時に咬合圧が直接基底面直下の骨を刺激するため，骨の経時的吸収の程度が小さいばかりか増加するといった報告もあり，そのメリットも十分にある．つまり，ポンティックの要件としては，基底面に適度な圧を加え，一定期間経過を観察し，プラークの侵入や発赤（毛細血管の拡張つまり炎症）がないことを確認すればよいということである．

　以上のことから，メインテナンスは健康な歯肉を保つという点で必要不可欠といえるが，具体的な清掃法として，歯面，歯間，基底面それぞれ歯ブラシ，歯間ブラシ（またはデンタルフロス），デンタルフロスとなり，これら器具のアクセスが可能なブリッジ形態であることも作製における要件といえる．

　メインテナンスの要点を以下に示す．

メインテナンスの要点

1. 歯面は歯ブラシを用い，通常の清掃を行う
2. 歯間部は前歯部，臼歯部，また歯間乳頭の形態にもよるが，歯間部の間隙が大きいときは歯間ブラシを用い，また歯冠修復物と歯間乳頭が緊密に接触している場合はデンタルフロスを用いる
3. 基底面下はフロスを通すが，2週間〜1カ月に1度くらいが望ましい
4. 歯間部またポンティック基底面下の清掃をデンタルフロスを用いて清掃する際は，歯間にフロスが入りにくいときに，フロススレッダー（バトラー社製）を用いると使いやすい（6-3）
5. 装着後，基底面下の間隙が認められるとき，また，それに伴いプラークの侵入が頻繁になったり，清掃時出血（炎症）が認められるときは，厚みのあるスーパーフロスを用いる（6-4）
6. デンタルフロスはワックスのついていないものを選択する（6-5）

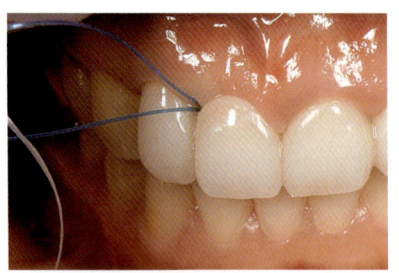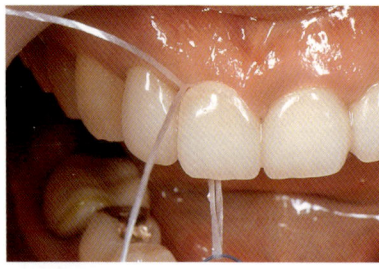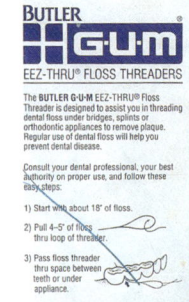

6-3 フロスの挿入が難しい場合にはフロススレッダーを用いる

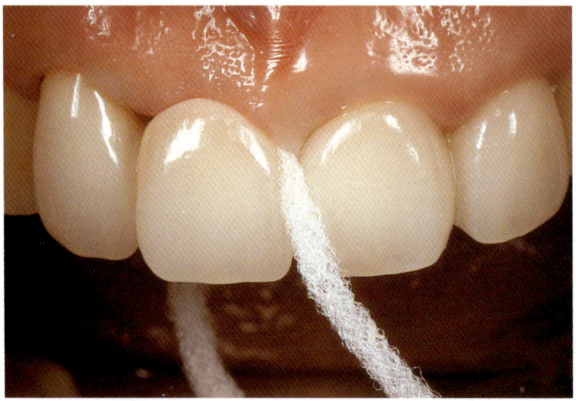

6-4 状況に応じてはスーパーフロスを用いる

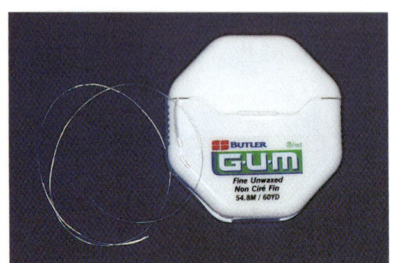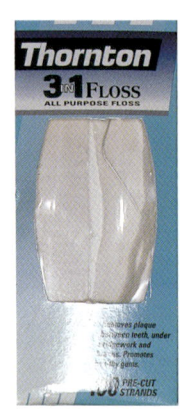

6-5 ワックスを使用していないフロスを用いる

ブリッジとポンティック

3

応用臨床例

Clinical applications

1 抜歯即時ならびに治癒後の歯槽堤とのコンビネーションオベイトポンティック症例

Ovate pontic case intended to combine the edentulous ridge immediate to tooth extraction and after healing

▶Comment

ポンティック装着部の歯槽堤粘膜の形態ならびに清掃性を良好に保つことは，審美性の回復と維持のみならずメインテナンスのうえでもきわめて重要なことであるが，本症例からは，その目標を達成するうえでオベイトポンティックの形態が有効であることがわかる．なお，オベイトポンティックを設計する際には，ポンティック基底面と歯槽堤粘膜との密着度ならびに生理的な範囲での圧力の存在が重要であり，この確認を行ううえでプロビジョナルレストレーションと仮着の段階での診断は決して省略してはならない．

患者：44歳，女性，主婦

主訴：3」の歯根破折による歯冠修復物再製の希望

所見：すでに③②①|①②③ブリッジが装着されている．クラウンマージンに不適合が認められる

患者の要望：特になし

問題点：歯根破折をしている3」は歯槽骨および粘膜の吸収が予想され，審美的な回復には困難が予想される

治療計画：治療範囲は，患者の要望もあり4+2までとする．インプラント治療は拒否．最初に抜歯予定の3」を含めた診断用ワックスアップを行う．抜歯予定の3」をそのままに支台歯形成を行い，診断用ワックスアップから移行されたプロビジョナルレストレーションを装着する．そののち，3」を予定どおりに抜歯し，プロビジョナルレストレーションのポンティックをオベイトタイプに修正して再度装着し，経過観察をする．抜歯の治癒の目途となる3カ月後に印象採得し，最終歯冠修復物を製作・装着する．

1 初診時の状態．審美性に欠け，マージンが不適合なブリッジが装着されている

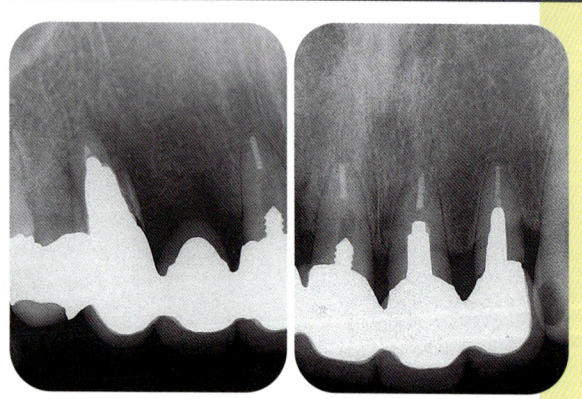

2 術前のX線写真．3」には歯根破折が認められる

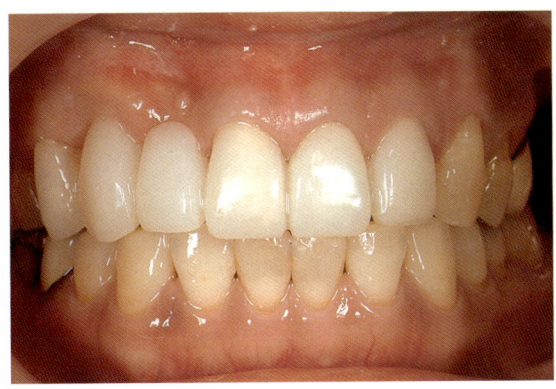

3　診断用ワックスアップから形態を移行したプロビジョナルレストレーションを装着した状態．この段階では3|はまだ抜歯をしていない

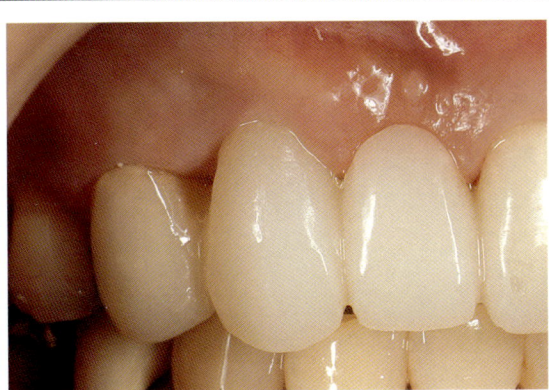

4　3|抜歯後に3|ポンティック基底面をオベイトタイプに修正して再度装着後，約3カ月経過観察を行う

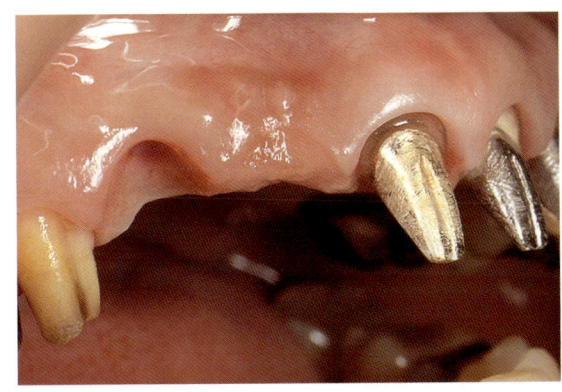

5　約3カ月後の抜歯窩の治癒が終了した印象採得直前の歯槽堤粘膜の状態

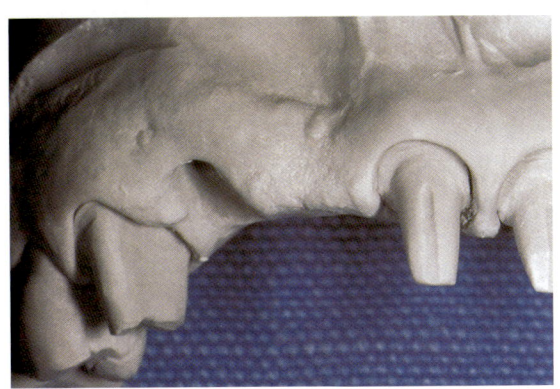

6　印象より得られた模型．この写真ではまだ2|のオベイトポンティックの修正を行っていない．最終的なブリッジ作製のためのポストインプレッションテクニックにより模型粘膜面相当部を深さ約1mm削除する．3 2|間の歯間乳頭歯肉を減少させないためにこのような処置とする

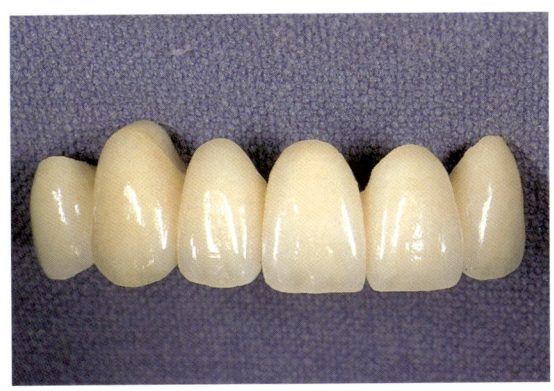

7　完成したセラモメタルブリッジ．3|のオベイトポンティックには約2mmの歯根部を付与してある

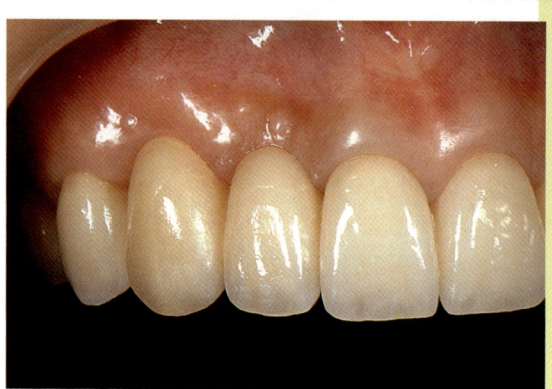

8 ブリッジを口腔内に試適し，歯槽堤粘膜の貧血状態が3分ほどで回復する程度の圧であることを確認する

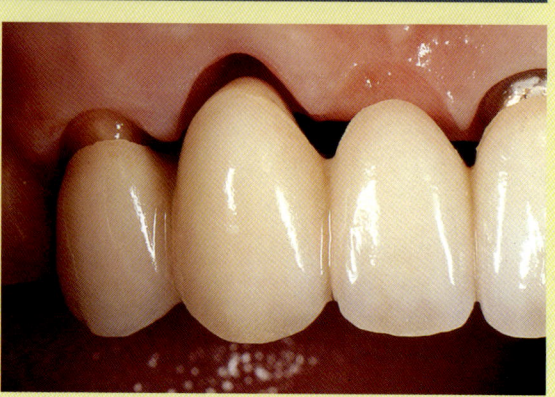

9 ブリッジ仮着後約6カ月を経過した状態．ポンティック基底面等にプラークもなく，また，32|ポンティック部の歯間乳頭歯肉の形態と性状も肉眼的には良好である

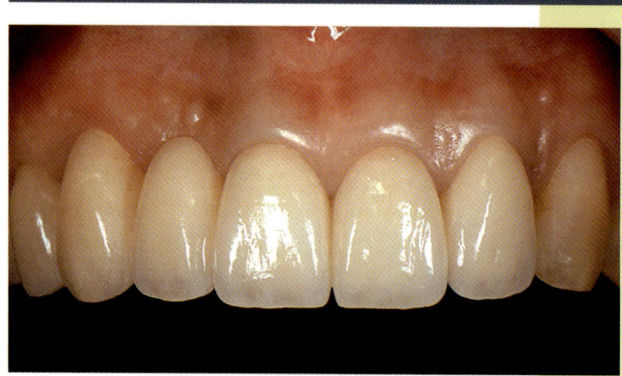

10 ブリッジ装着後約2年経過時の状態．ポンティックである3|と支台歯である|3の歯肉ラインはほぼ同じ位置にある

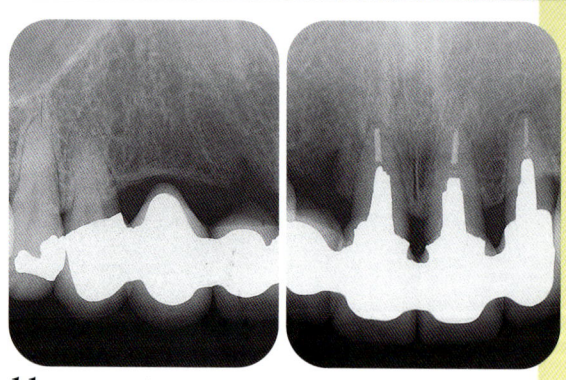

11 同時期のX線写真

2. Seibert Class Ⅱの歯槽堤に対するマイクロサージェリーを併用したオベイトポンティック
Ovate design case where microsurgery was combined together on the edentulous ridge of Seibert's Class Ⅱ

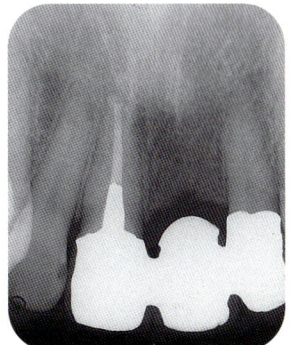
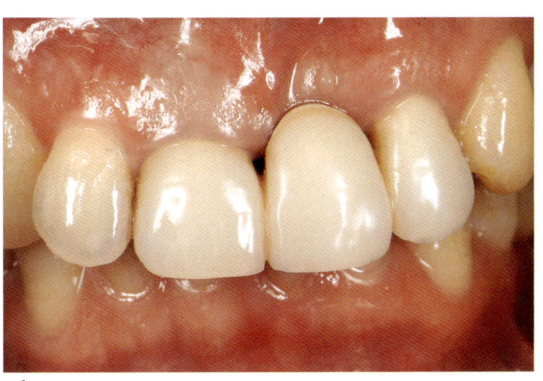

1a 初診時のX線写真

1b 初診時の状態．1| ポンティック歯槽堤粘膜の著しい垂直的，水平的欠損が認められる．Seibert Class Ⅱ

患者：52歳，男性，会社員
主訴：1| のポンティック部に食物残渣が停滞する
所見：歯槽堤の著明な吸収により支台歯である 1| とポンティックである 1| の歯冠長が異なる．①1|② ブリッジの形態と色調は天然歯と調和していない
患者の要望：ポンティックにものが挟まらないようにしてほしい
問題点：ポンティック部の歯槽堤粘膜が垂直的，水平的に吸収をしている（Seibert Class Ⅱ）．
治療計画：診断用ワックスアップによりポンティック部の歯槽堤粘膜の垂直的，水平的な不足量を診断する．診断用ワックスアップを参考としてサージカルガイドを作製し，そのガイドにしたがって歯槽堤増大術をマイクロサージェリーにて行う．プロビジョナルレストレーションの 1| オベイトポンティック基底面を修正し粘膜の治癒を待つ．前歯部の高度な審美性を獲得するためにオールセラミックブリッジを選択する．

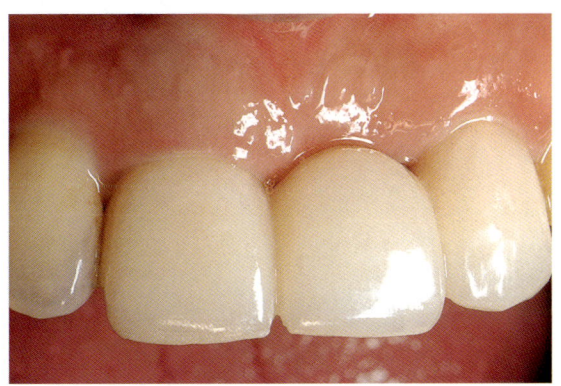

2 第一次プロビジョナルレストレーションを装着した状態．この段階で歯冠長と形態を反対側（|1）と調和させておく

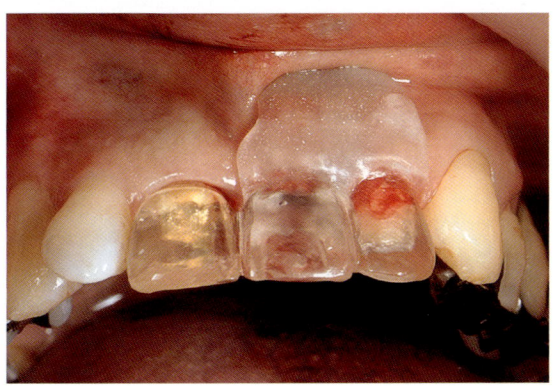

3 診断用ワックスアップを参考として製作されたサージカルガイドを基準とし，目標量の結合組織を移植する

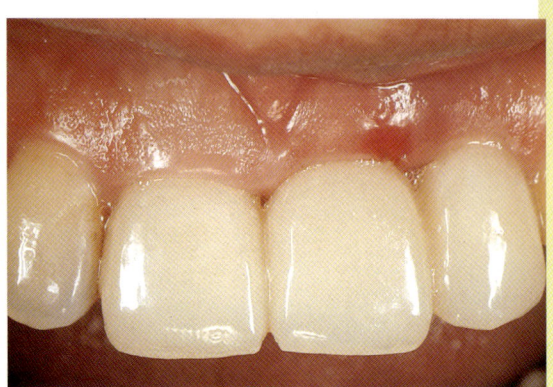

4 |1 ポンティック基底面を歯間乳頭様の歯肉の形態が得られるようにオベイト形態に修正し,約3カ月経過を観察する.写真は抜歯時の状態

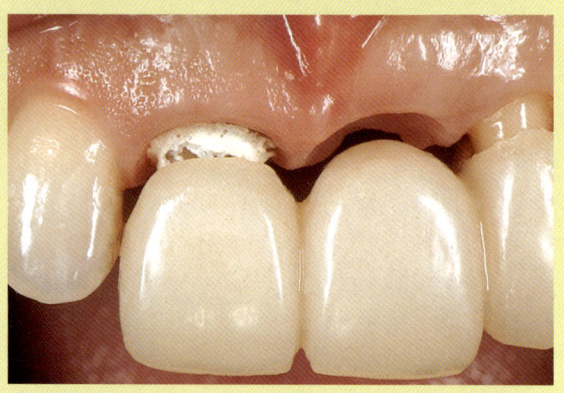

5 約3カ月経過時の状態.目標とする歯間乳頭様の歯肉の形態が獲得され,また,基底面と歯槽堤粘膜の清掃性も良好である

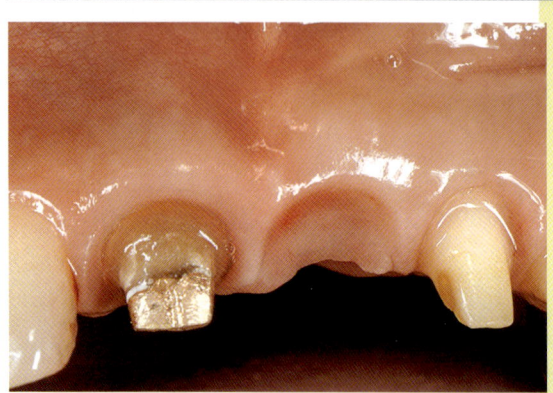

6 印象採得直前の歯肉および粘膜の状態.|1 ポンティック相当部の歯槽堤粘膜の形態は良好である

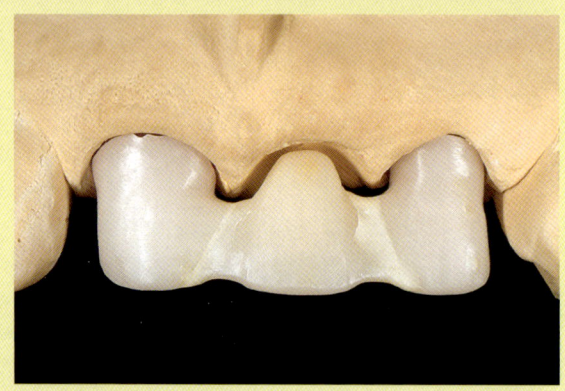

7 完成したオールセラミックブリッジのフレーム.支台歯とポンティック部は別々に作製し熔着をする

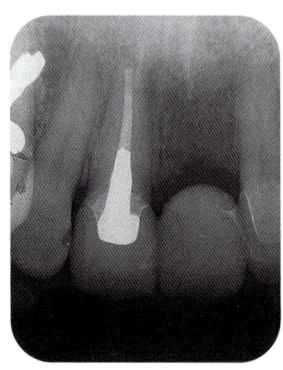

8a 術後のX線写真

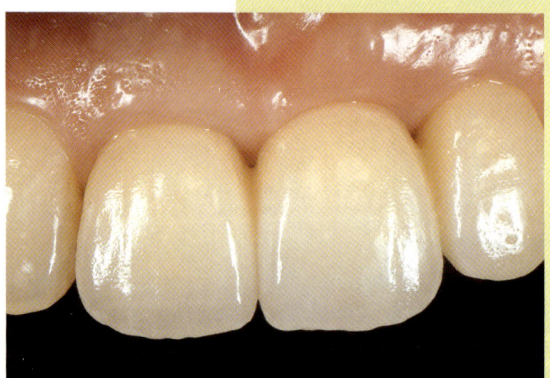

8b 口腔内に装着されたオールセラミックブリッジ.ポンティック部の形態的な改善と色調の回復がなされている

▶ Comment

　Seibert Class II である垂直的に歯槽堤のボリュームが不足している症例に対して，マイクロサージェリーを用いることにより適切なオベイトポンティックとした症例である．

　マイクロサージェリーにより創傷の程度が軽く，範囲が小さく，歯槽堤増大術直後にプロビジョナルレストレーションのポンティック基底面をオベイトタイプとし，生理的な範囲であれば圧を加えることが可能となる．そのうえ，前歯部のようなエステティックゾーンにおいては創傷の範囲が小さく，治癒が早いため，歯肉と歯冠修復物とを総合した審美性を高めることができる．

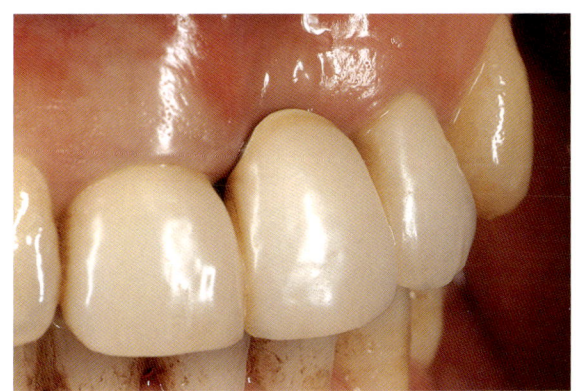 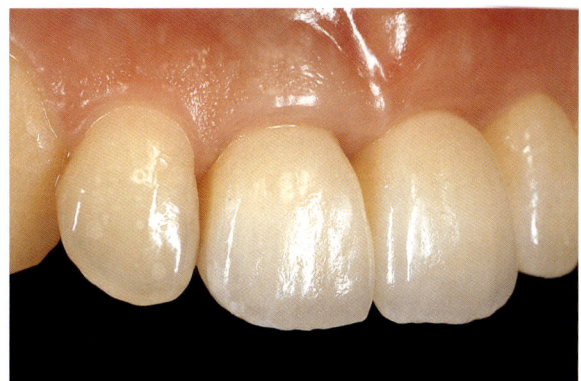

9 術前（左）と術後（右）の比較．フードインパクションは認められない

応用臨床例

土屋賢司

3 系統的な歯冠修復治療における適切な前処置の選択
Proper pretreatment choice and crown restorative therapy by systematic examination/diagnosis

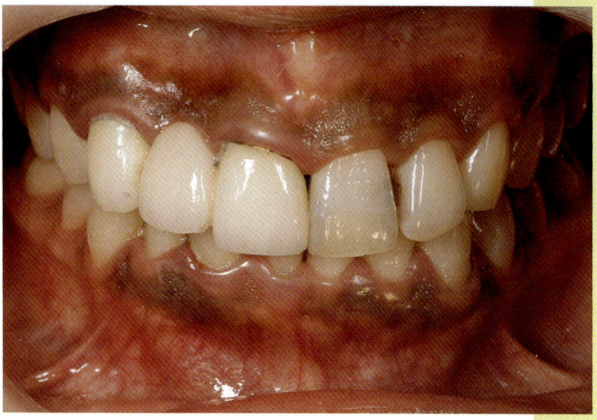 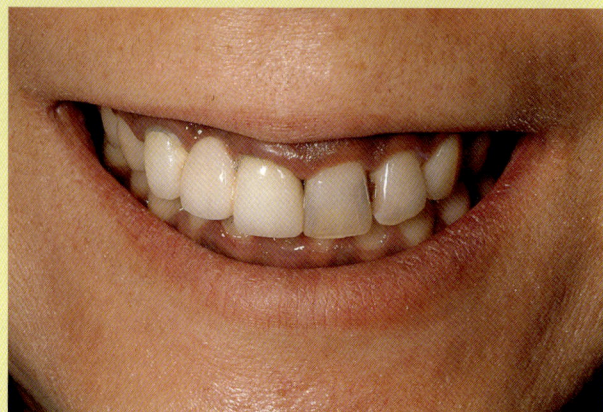

1 初診時の口腔内所見．口をもう少し閉じ気味に笑おうとしているが歯肉が見える，いわゆるガミースマイルである

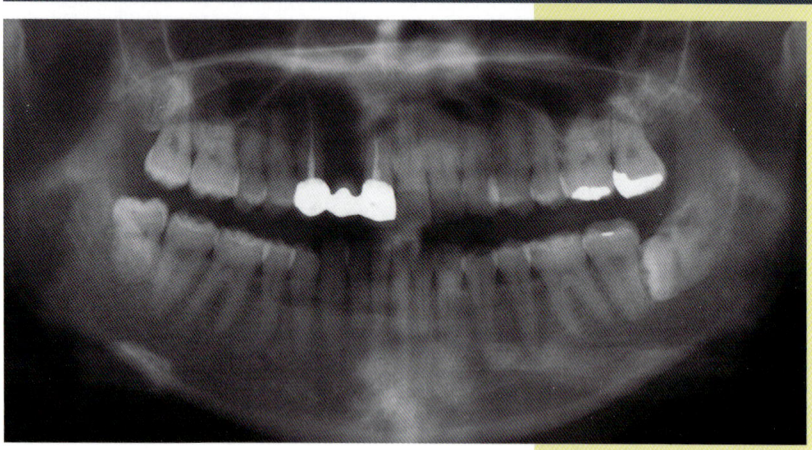

2 初診時のパノラマX線写真

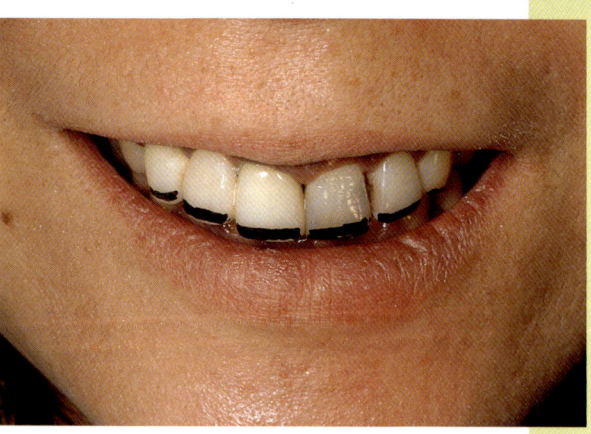

3 スマイルラインと下顎との関係を基準にすると，1|1切端の位置は1mmくらい歯根側に移動したほうがよいと推測された．サインペンで切端1mmくらいを印記して歯根側に移動させた状態をシミュレーションすると，この位置が，審美的には口唇との調和がとれた位置であることが確認できる

患者：30歳，女性，主婦

主訴：前歯を治してほしい

所見：ガミースマイルを呈し，上下顎前歯部歯肉にはメラニンが沈着している．主訴の上顎前歯部には③②⓪ブリッジが装着され，また，|1 は齲蝕により変色している．1|1 歯冠長は隣在歯との調和という点で短い

患者の要望：特になし

問題点：変色している|1 の改善が患者の主訴であるが，その際には，同時にガミースマイルの改善を図ることがベストと考えられた．したがって，すでに装着されている③②⓪ブリッジについても再処置を行う必要があると考えた．また，③②⓪ブリッジの2|ポンティック部の歯槽堤は陥凹してポンティックとの形態的，審美的，生理的なバランスが喪失しており，歯頸線も隣在歯と一致していない．

治療計画：ガミースマイルの改善という点から，まず口唇と咬合平面，前歯部切端との関係の診断を行う．つまり，1|1切端の位置を，現在の位置より歯冠側に位置させるのか歯根側に位置させるのかを決定する．1|1切端の位置が決定したら，隣在歯との調和と解剖学的平均値を考慮して1|1歯冠長，さらには連続性を維持した3 2|2 3 の歯冠長を決定する．適正な歯冠長を獲得するためには，歯周組織等の条件が許せば歯槽骨の削除を行うことが選択される場合もある．また，③②⓪ブリッジポンティック部の陥凹した歯槽堤には軟組織を移植し増大を図る．このような処置を計画するにあたっては，診断用ワックスアップによる診断とプロビジョナルレストレーションによる経過観察が重要となる．

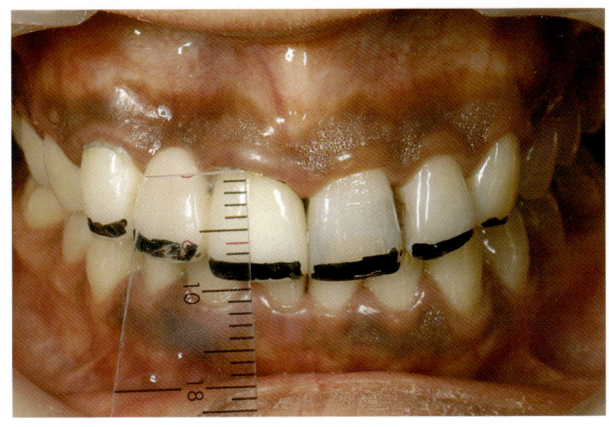

4 切端の位置を1 mm根尖に移動した位置から歯肉縁までの距離を計測すると約9 mmである．平均的な中切歯の歯冠長よりは短く，また，ガミースマイルであることから，歯肉縁を根尖側に移動したほうがよいことがわかる

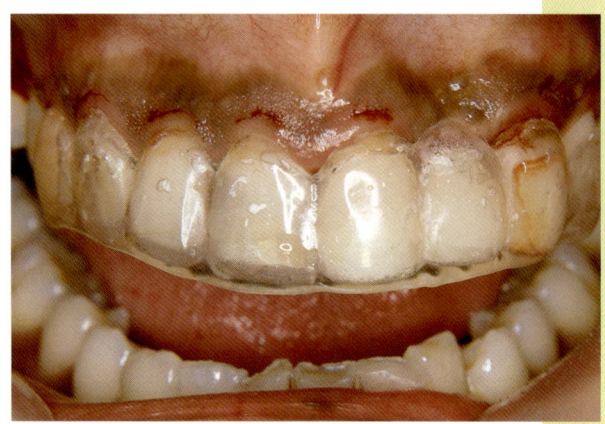

5 診断用ワックスアップを行い，約2mm歯肉縁の位置を根尖側に移動することを確認した後，臨床歯冠長延長術のためのサージカルガイドを診断用ワックスアップを複製して製作する．写真はサージカルガイドを試適したところ

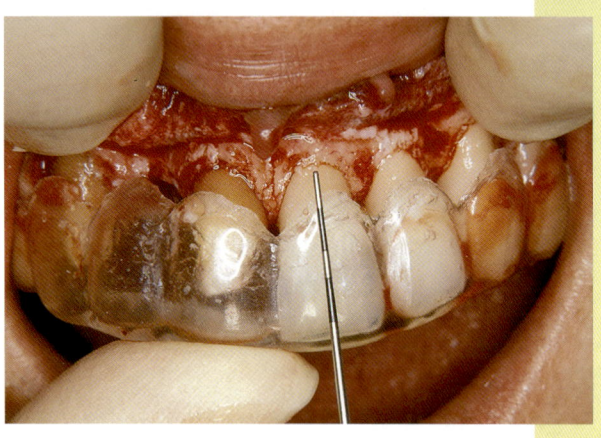

6 歯肉を翻転して歯槽骨の上縁の位置を確認すると，歯槽骨がセメントエナメル境に達していることが確認できた．この状態はX線でも確認できるわけではなく，プローブを挿入したとき，歯槽骨上縁より歯冠側に存在する軟組織がエナメル質に接しているために，ほとんど抵抗なく進入していくことで計測するしかない．写真は，セメント・エナメルジャンクションから歯槽骨を2mm削除した状態

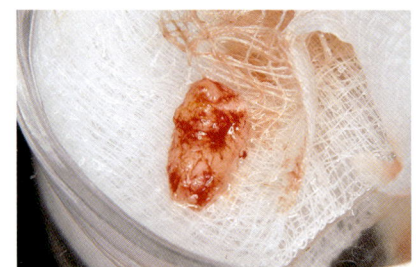

7 2|ポンティックとの形態的，審美的，生理的な調和を図る歯槽堤増大のために，口蓋側から結合組織を採取する

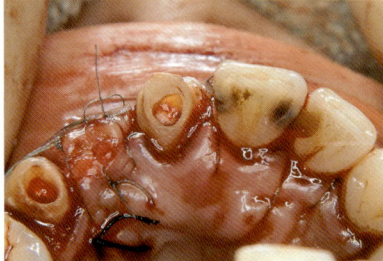
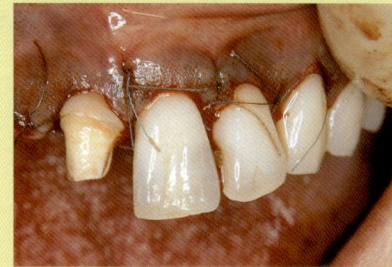

8 2|相当部歯槽堤に結合組織を移植した直後の状態．切開線は口蓋側から入れ，ポンティック基底面方向と唇側方向のボリュームを増大させやすくするための「のりしろ」を作成しておく

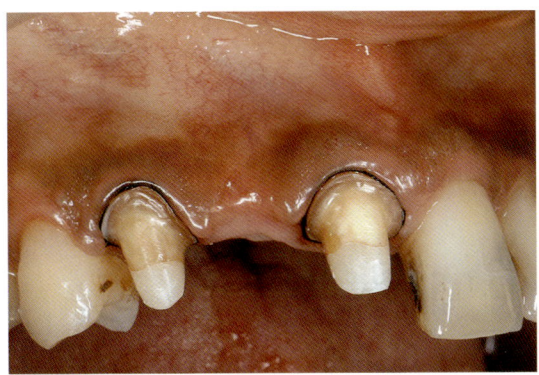
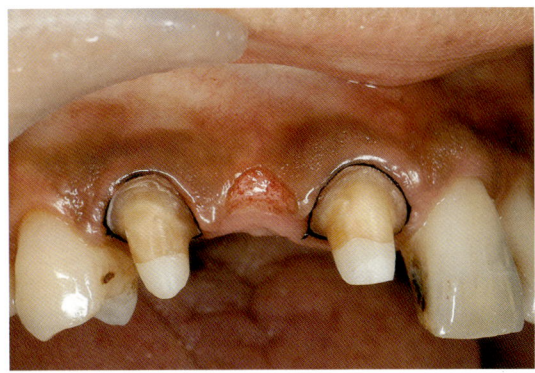

9 歯槽堤粘膜の治癒が完了したら，オベイトポンティックのために2|相当部の歯槽堤粘膜をわずかに削除する(プレインプレッションテクニック)

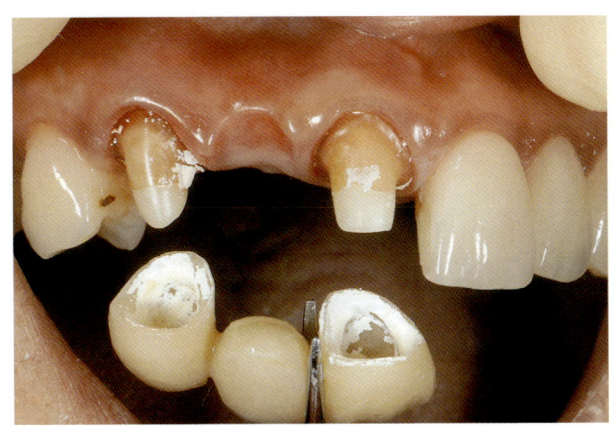

10 オベイトポンティック形態を付与したプロビジョナルレストレーションを装着して歯槽堤粘膜の治癒を待つ．写真は歯槽堤粘膜を含めたプロビジョナルレストレーションを装着しての再評価が終了した状態

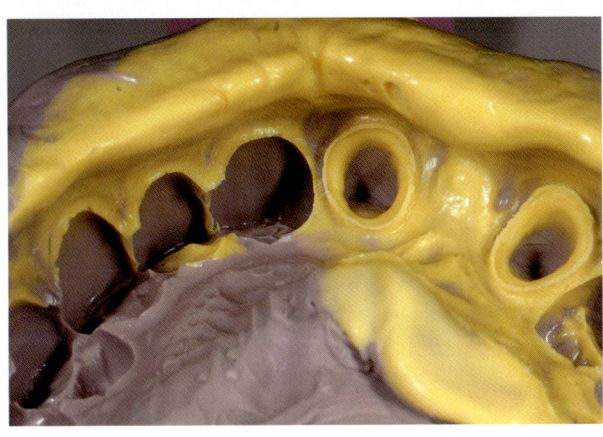

11 採得された印象．模型が完成したら，ポンティック基底面に接触する部分をわずかに削合する(ポストインプレッションテクニック)

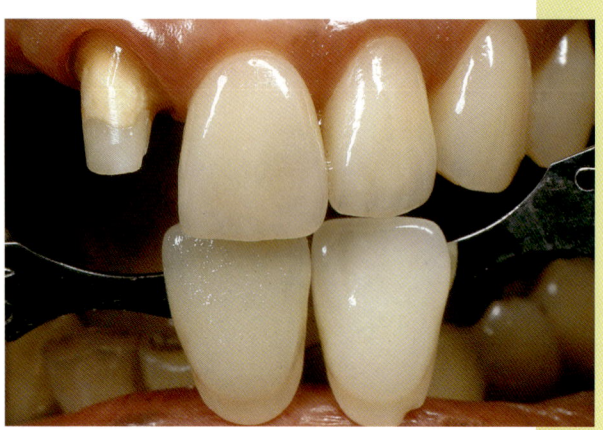
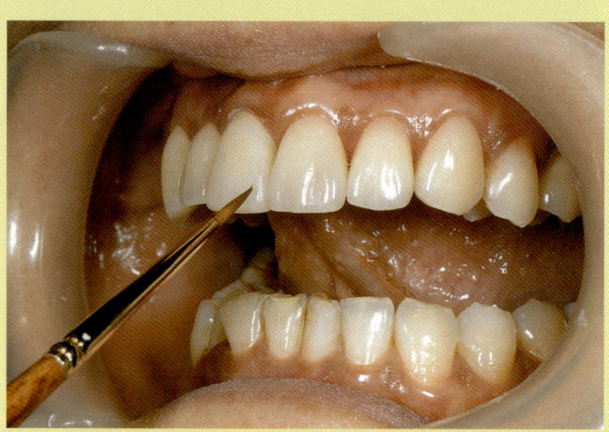

12 |1 2 3 にはすでにポーセレンラミネートベニアが装着されている．この色調が安定したら，⑨2①ブリッジのためのシェードを採得する

13 完成したブリッジを試適し，さらに口腔内で色調の調整を行う

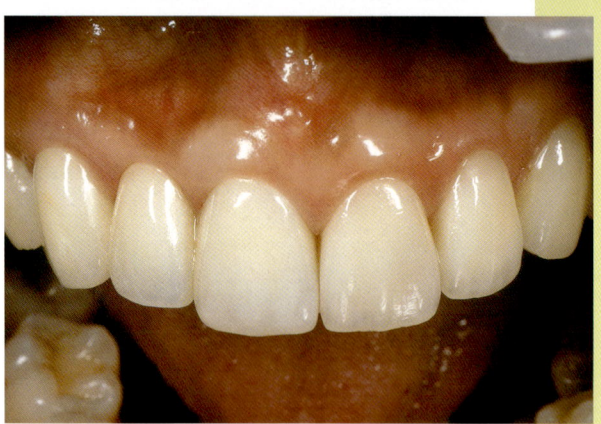
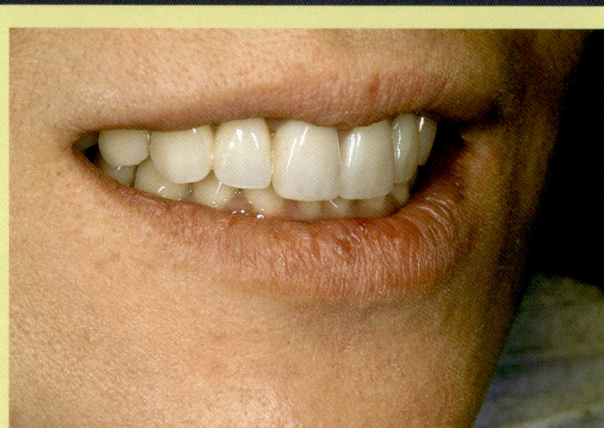
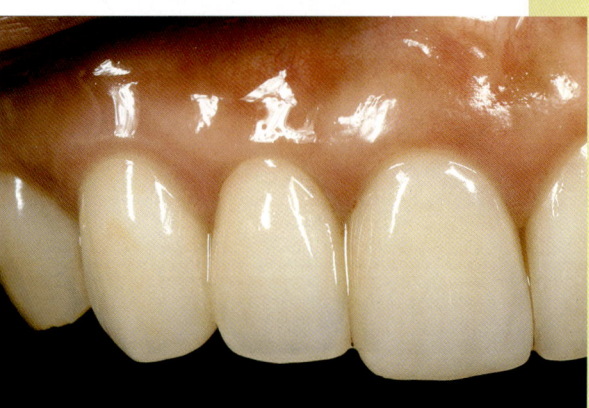
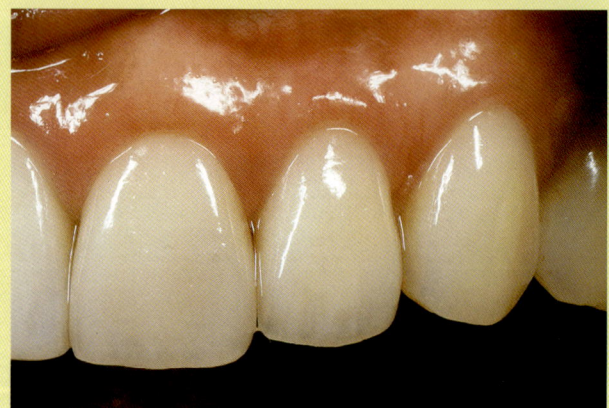

14 装着後1年経過時の状態

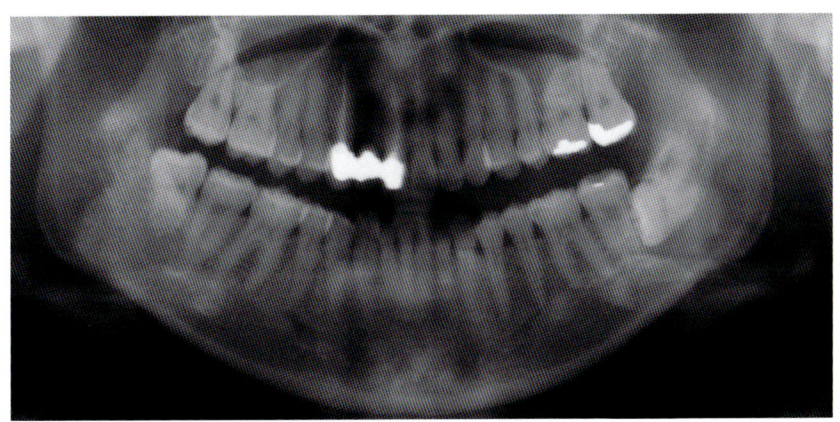

15 同時期のパノラマ X 線写真

▶Comment

歯冠修復治療の原則は，処置のいかんにかかわらず，

「上顎中切歯正中と顔面正中」

⬇

「上顎 6 前歯切縁とスマイルライン」

⬇

「咬合平面」

という，段階を経た診査・診断が必須となる．本症例でも，「上顎 6 前歯切縁の位置とスマイルライン」との関係を診査することにより，外科的な臨床歯冠長延長術が適応であると判断された．その結果，歯槽骨のセメント・エナメル境に至る過成長があることも明確になったのである．

参 考 文 献

Akören AC *et al.*: Comparison of the electromyographic activity of individuals with canine guidance and group function occlusion. J Oral Rehabilitation, 22:73-77, 1995.

Ante IH: The fundamental principles of abutument. Mich State Dent Soc Bul, 8: 14, 1926.

Ante IH: The fundamental principles of prosthetics. Dominion Dental Journal, 11: 346, 1928.

Ante IH: Construction of pontics. J Can Dent Asoc, 2: 482, 1936.

Borromeo GL, Suvinen,TI, Reade, PC: A comparison of the effects of group function and canine guidance interocclusal device on masseter muscle electromyograpic activity in normal subjects. J Prosthet Dent, 74(2): 174-180, 1995.

Cauchie F: Manuel de Prothese Dentaire Dourante. G Doin & Cie, Paris, 1948, pp.191.

D'Amico A: The canine teeth -normal functional relation of the natural teeth of man. J South Calf Dent Assoc, 26: 6-23, 49-60, 127-142, 175-182, 194-208, 239-241, 1958.

Dykema RW: Fixed partial prosthodontics. J Tennessee Dent Assoc,42: 309-321, 1962.

Douglas RD: 第20章ポンティックの設計．藤本順平共著監訳：クラウンブリッジの臨床 3rd Ed.. 医歯薬出版，東京，2002, pp.518.

Dragoo MR, Williams GB: 修復処置に対する歯周組織の反応　パートⅡ. Int J Periodontics Restorative Dent, 2：35-45, 1982.

Ericsson I, Lindhe J: Lack of effect of trauma from occlusion on the recurrence of experimental periodontitis. Journal of Clinical Periodontology, 4: 115-127, 1977.

Fishman BM: The influence of fixed splints on mandibuler flexure. J Prosthet Dent, 35: 643, 1976.

Glossary of the Prosthodontic Terms 5th Ed, J Prosthet Dent, 1987.

Jepsen A: Root surface measurment and a method for x-ray determination of Root surface area. Acta Odont Scandinavica, 21: 35-46, 1963.

Johnston JF *et al.*: Modern practice in crown and bridge prosthodontics 3rd Ed. WB Sounders Co, Philadelphia, 1971, pp.14-15.

Körber K: Zahnärtliche Prothetik. 田端恒夫，河野正司，福島俊士共訳：ケルバーの補綴学 第1巻．クインテッセンス出版，東京，1982, pp.41-43.

Lindhe J: Clinical periodontology and implant dentistry 3rd Ed. Munksgaard, Copenhagen, 1997, pp.420-429.

Manns A, Chan C, Miralles R: Influence of group function and canine guidance on electromyographic activity of elevator muscles. J Prosthet Dent, 57(4): 494-501, 1987.

Matsuo E, Hirakawa K, Hamada S: Tooth mobility measurement technique using ECM impact hammer method. Bull of Kanagawa Dent Col, 17(1): 9-19, 1989.

Matsuo M, Takahashi K: Scanning electron microscopic observation of microvasculature in periodontium. Microscopy Research and Technique, 56: 3-14, 2002.

Miller SC: Textbook of periodontia. Blakiston Co., Philadelphia, 1950, pp.125.

Payne EV: Functional occlusal wax-up. In: Eissmann HF *et al.*, Editors: Dental Laboratory Procedures Vol.2, Fixed Partial Dentures. Mosby, St Louis, 1980.

Reynold JM: Abutment selection for fixed prosthodontics. J Prosthet Dent, 19: 483-488, 1968.

Rosentiel SF, Land MF, Fujimoto J(Eds): The metal-ceramic crown preparation. In: Contemporary Fixed Prosthodontics. Mosby-Year Book, St Louis, 1995, pp.180-192.

Schulte W, Hoedt B, Lukas D *et al.*: periotest for measuring periodontal characteristics - correlation with periodontal bone loss-. J Perio Res, 27: 184-190, 1992.

Schuyler CH: Factors contributing to traumatic occlusion. J Prosthet Dent, 11: 708-715, 1961.

Seibert JS: Reconstraction of deformed, partialiy edentulous ridges, using full thichness onlay graft . 1 . Technique and wound healing. 2: prosthetic/periodontal interrelationships. The compendium of continuing education in general dentistry. 4. 437-549, 1983.

Shillingburg HT, Jacobi R, Bracket SE: Fundamentals of tooth preparations for cast metal and porcelain restorations. Quintessence Pub, Chicago, 1987, pp.259-278.

Shillinburg HT *et al.*: Fundamentals of fixed prosthodontics 3rd Ed. Quintessence Pub, Chicago, 1997, pp.89-97.

Shupe RJ, Mohamed SE, Christensen LV *et al.*: Effects of occlusal guidance on jaw muscle activity. J Prosthet Dent, 51(6): 811-818, 1984.

Smith, DE: The pontic in fixed bridgework. Pacific Dent Gaz, 36: 741, 1928.

Sorensen JA: 特集ブリッジに応用可能な加圧成形型高強度セラミックス．IPS Empress2 システム －その可能性を探る－, Quintessence Dental Technology, 24: 1014-1022, 1999.

Stuart CE: Full mouth waxing technique. Quintessence Pub, Chicago, 1983, pp.12-16.

Tamaki K, Hori N, Fujiwara M *et al.*: A pilot study on masticatory muscles activities during grinding movements in occlusion with different guiding areas on working side. Bull Kanagawa Dent Coll, 29(1): 26-27, 2001.

Tarnow DP, Magner AW, Fletcher P: The effect of the distance from the contact point to the crest of bone on the presence or absence of the interproximal dental papilla. J Periodontol, 63: 995-996, 1992.

Tripodakis A-P, Constantindes A ：凸状ポンティック基底面が歯槽粘膜に与える圧迫と組織反応．J Periodont Rest，10，1990.

Thomas, PK: Syllabus on full mouth waxing technique for rehabilitation. Instant Printing Service, San Diego, 1967.

Tylman SD: Theory and practice of crown and fixed partial denture 7th Ed, CV Mosby, St Louis, 1978, pp.3.

Tylman SD: Tylman's theory and practice of fixed prosthodontics 7th Ed. CV Mosby, St Louis, 1978, pp.17.

Tylman SD: Tylman's theory and practice of fixed prosthodontics 8th Ed. CV Mosby, St Louis, 1989, pp.15.

Vest G: Lehrbuch Der Zahnuärztlichen Kronen und Brückenprothetik. Band II Brückenprothetik. Birkhäuser Verlag, Basel, 1960, pp.101-102.

Williamson EH, Lundquist DO: Anterior guidance:Its efect on electromyographic activity on the temporal nad masseter muscles. J Prosthet Dent, 49(6): 816-823, 1983.

荒井良明，河野正司：ガイドの歯種の変化が側方位クレンチング時の下顎頭に及ぼす影響．補綴誌，41：468-480，1997.

潤田和好：第13章連結法．青木英夫，田端恒雄，横塚繁雄編集：第2版クラウンブリッジ補綴学．医歯薬出版，東京，2000，pp.297-303.

大友孝恒：固定性架工義歯ポンティック基底面が歯槽堤粘膜におよぼす影響に関する実験的研究．神奈川歯学，20：331-368, 1985.

加藤　均：顎口腔機能と咬合および咬合面形態との関係 第4回機能的咬合面形態の実現．補綴臨床, 36(6)：602-621, 2003.

桑田正博：The harmonized ceramic graffiti. 医歯薬出版，東京，1995.

坂田三弥，中村嘉男：基礎歯科生理学 第2版．医歯薬出版，東京，1994，pp.288.

佐藤　亨，羽賀通夫，腰原　好：クラウンブリッジ補綴学．学建書院，東京，2003，pp.36.

佐藤直志：歯周補綴の臨床と手技．クインテッセンス出版，東京，1992，p.213.

佐藤直志：歯周外科の臨床とテクニック．クインテッセンス出版，東京，1997.

貞光謙一郎：審美修復を考える，第21回日本顎咬合学会学術大会．2003年6月15日．

茂野啓示，西川義昌：一から学ぶ歯周外科の手技．医歯薬出版，東京，1997．

篠崎照泰，都賀谷紀宏：日本における歯科レーザー溶接の現状．QDT別冊チタンの歯科技工 Part 2 ―チタン臨床応用の拡大 2002-，2002，pp.199-208.

高橋和人，松尾雅斗：歯根膜面をより立体的に観察する(II)歯根膜と歯の緩衝機構について．クインテッセンス出版，10(2)：7-15, 1991.

高橋和人，松尾雅人：第6章 歯周病と咬合 基礎編1 咬合性外傷と歯根膜の血管網．下野正基，飯島国好編集：治癒の病理 臨床編第2巻 歯周治療 変容する臨床像への対応．医歯薬出版，東京，1994，pp.314-320.

多和田泰一：改訂版「歯冠補綴架工義歯学」．永末書店，京都，1974，pp.572-582.

長田　豊，小田　茂，飯田美智子ら：歯根表面積に関する研究 第2報 歯周組織の減少とそれに対応した歯根表面積の変化．日歯周誌，24(2)：293-298，1982.

羽賀通夫：小クラウンブリッジ補綴学．学建書院，東京，1988，pp.171-204.

羽賀通夫，腰原　好，山中善男ら：永久歯歯根表面積の研究(第2報)．補綴誌，18：250-259，1975.

萩野明子，日高豊彦：最近の審美修復におけるメインテナンスの一考察―オベイトポンティック―．保健鶴見．(25)：26-30，2001.

伴　清治：高強度セラミックスの歯科修復物への応用．金属，72：135-141．2002.

日高豊彦，脇本康夫：歯のポジション―補綴形態の共通認識獲得のために．Quintessence別冊，最先端審美修復の理論と臨床-デンタルエステティック パートVI．クインテッセンス出版，東京，2002，pp.26-31.

日高豊彦，南昌宏：基本歯冠修復治療，補綴臨床別冊，医歯薬出版，2003.

古谷野　潔，矢谷博文編：目で見る咬合の基礎知識．歯科技工別冊，医歯薬出版，東京，2002，pp.7.

保母須弥也：オーラルリハビリテーション．医歯薬出版，東京，1968，pp.634.

森田修一，江尻貞一，花田晃治：第5章歯周病と歯の移動 基礎編1 外力に対する歯周組織の応答．下野正基，飯島国好編集：治癒の病理 臨床編第2巻 歯周治療 変容する臨床像への対応．医歯薬出版，東京，1994，pp.266-275.

山村武夫監修：治癒の病理―ペリオ・エンドの臨床のために．医歯薬出版，東京，1988，pp.29.

索　引

artificial bone graft 53, 55
bone graft 53, 55
collapesed ridge 50
distraction osteogenesis 53
excessive bulky ridge 49
facial cusp line 47
flat ridge 49
gingival contour line 47
guided bone regeneration 52
gull wing 48
increased mobility 16
increasing mobility 16
IPS Empress 2 32
ridge expansion 53
Ridge lap with concave edentulous ridge 37
ridge plasty procedure 49
Seibert Class I 35, 50
　　― Class II 35, 50
　　― Class III 35, 50
trap embrasure 72

あ

Ante の法則 17
アキシャルローディング 29
圧負担機構 13
圧負担能力の判定 14

イコライザー 28
一次性咬合性外傷 15
印象採得 78

ウォッシュ＆プレッシャーインプレッションテクニック 82, 83

ABC コンタクト 28
X 線による評価項目 14
エンベロップ法 51

オールセラミックブリッジ 32
オクルーザルスプリント 26, 27
オベイトポンティック 36, 44, 45, 59
　　―基底面の形成 60
　　―の印象採得 78
　　―の形態を決定する要素 63
オンレーグラフト法 51

か

ガルウィング形態 67
加骨延長術 53

完全離底型 36

キーアンドキーウェイ 24, 25
基底面 38
機能的咬合面形態の基本 29

グループファンクション 26, 27
クロージャーストッパー 28

結合組織移植 51
欠損部歯槽堤 34
　　―の近遠心的診断 48
　　―形態の分類 34, 35
　　―の頬舌的診断 48
　　―の上下的位置関係の診断 47
犬歯誘導咬合 26, 27

咬合面 39
　　―形態 26, 27
咬合様式 26
硬組織による歯槽堤増大 52, 61
骨移植法 53, 55

さ

GBR 法 52
ジルコニアフレーム 8
歯根吸収 15
歯根膜腔の拡大と歯槽硬線 15
歯槽骨の喪失 14
歯槽堤改善 49
歯槽堤が過剰または肥厚している場合 49
歯槽堤が吸収または欠損している場合 50
歯槽堤増大術 8
歯槽堤増大処置 63, 70
歯槽堤軟組織の増大処置 61
支台歯負担能力の係数 17
上皮下結合組織移植 50
所要支台歯数の判定 17
人工骨移植法 53
新鮮抜歯窩 57
唇・頬・舌側面 40
診断用ワックスアップ 59, 60

Seibert の分類 35
スーパーフロス 41
スクリュージョイント 24
スプリットクレスト 62

セントリックストップ 28

清掃器具との関連 41

た
Duchange の係数 17
Duchange 修正法 19
Duchange 法 19
トラップエンブレジャー 40, 41, 72
動揺度の基準 15
動揺度の評価 15
動揺の分類 16

な
軟組織と硬組織を併用した歯槽堤増大 53
軟組織による歯槽堤増大 50

二次性咬合性外傷 15

粘膜接触型 84

は
抜歯時における対応 57
抜歯即時にオベイトポンティックをつくる 75
半固定装置 24
半固定法 21, 24

ブリッジの強度 30
ブリッジの試適 84
ブリッジのメインテナンス 86
ブリッジの力学的考察 12
ブリッジ連結部の具備条件 21
プレインプレッションテクニック 70, 78
ブレンチング 65, 82
プロビジョナルレストレーション 59
プロービングによるアタッチメントロスの評価 15
負担能力係数への疑問点 20
負担能力に応じた機能的咬合面形態 29

Vest 法 19

ポイントセントリック 27
ボーンサウンディング 71
ポストインプレッションテクニック 79
ポンティック形態 38, 40
ポンティック形態の分類の変遷 36
ポンティックの形態的要件 38

ま
メインテナンスの要点 87
面接触 27

モディファイドサドル 36

や
有茎結合組織移植 50, 51
遊離歯肉移植 50, 51

ら
リッジエクスパンション 53
リッジラップ 36
隣接面 40

レスト 24
レーザー溶接 23

連結部の構造 40
連結様式 21

ロール法 50, 51, 62
鑞付け 21, 23

わ
ワンピースキャスト 21, 23

【監修者・編集者略歴】

山﨑長郎
- 1945年　長野県出身
- 1970年　東京歯科大学卒業
- 1974年　原宿デンタルオフィス開設

土屋賢司
- 1958年　神奈川県出身
- 1983年　日本大学歯学部卒業
- 1989年　土屋歯科クリニック開設
- 2003年　土屋歯科クリニック＆works 移転・開設

大河雅之
- 1962年　岩手県出身
- 1987年　東北歯科大学卒業
- 2001年　代官山アドレス歯科クリニック開設

歯科臨床のエキスパートを目指して
――コンベンショナルレストレーション
5 ブリッジとポンティック　　ISBN978-4-263-40620-6

2004年 6月30日　第1版第1刷発行
2008年 5月15日　第1版第3刷発行

監　修　山﨑長郎
編　集　土屋賢司
　　　　大河雅之
発行者　大畑秀穂
発行所　医歯薬出版株式会社
〒113-8612　東京都文京区本駒込 1-7-10
TEL.（03）5395-7638（編集）・7630（販売）
FAX.（03）5395-7639（編集）・7633（販売）
http://www.ishiyaku.co.jp/
郵便振替番号　00190-5-13816

乱丁・落丁の際はお取り替えいたします　　印刷・三報社／製本・明光社
© Ishiyaku Publishers, Inc., 2004. Printed in Japan ［検印廃止］

本書の複製権・翻訳権・上映権・譲渡権・貸与権・公衆送信権（送信可能化権を含む）は，医歯薬出版(株)が保有します．

JCLS　〈日本著作出版権管理システム委託出版物〉

本書の無断使用は，著作権法上での例外を除き禁じられています．複写をされる場合は，そのつど事前に日本著作出版権管理システム（FAX. 03-3815-8199）の許諾を得てください．